心電図プロの見方が面白いほど見える本

スキ間で極意・学習編!!

著者・上嶋健治

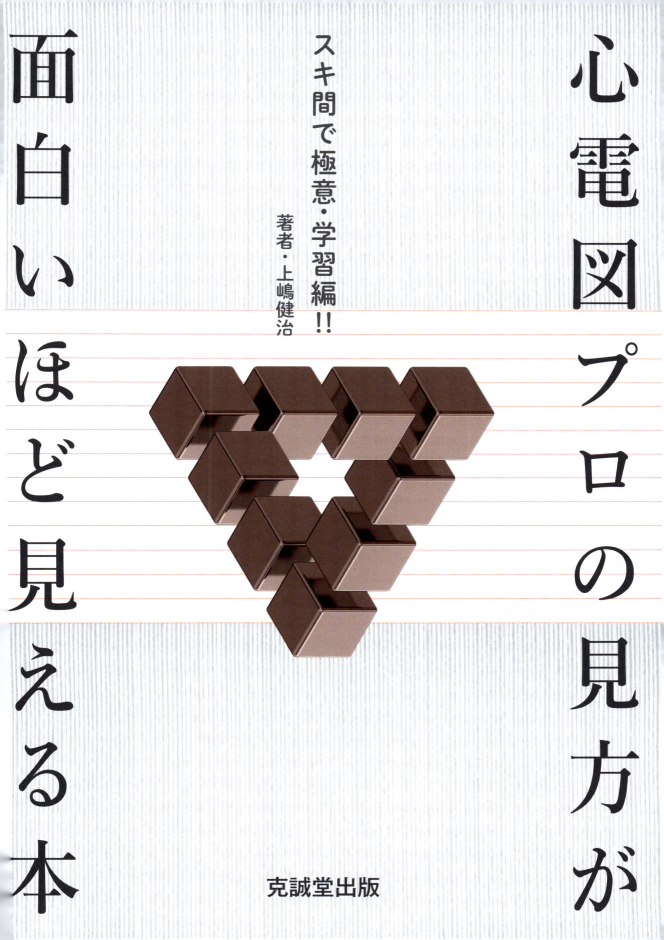

克誠堂出版

序文に代えて

　2016年4月に『ビギナーのための心電図便利帳』(最新医学社)という拙著を上梓した後，ご縁があって克誠堂出版の関貴子さんからお電話を頂き，編集部の吉原成紀さんとの二人三脚で『スキ間で極意！！いつでもどこでも心電図判読88問』という心電図の問題集を上梓することができました．医学書の堅苦しいイメージを払拭し，移動中や就寝前のひと時などで「スキ間時間にも読める気軽な医学書」いうコンセプトをもとに，詰碁や詰将棋の問題集を解くような感覚で心電図の判読技術(極意)を取得して頂きたいとの思いを前面に押し出してのことでした．一定の評価とそれなりの反響も頂きましたが，やはり問題集だけでなく，同時に判読のための最低限の知識の整理も必要という意識を持ち続けていたのも事実です．実際，『スキ間で極意～』の巻末には学習編としての第2段の出版を予告するなど，しかるべきテキスト作成の準備が行なわれていました．ただ，従来の各種疾患の心電図所見を記述していくタイプの教科書とは一線を画したいとの思いは強く，心電図波形の解説をするのではなく，心電図のどこをどう読むかというノウハウを中心とした教科書にしたいと考えました．まず，見落としがないようにするためには，P波からU波までアルファベット順に判読するという視点です．さらに，本書を最後まで読んで頂くとお気づきになると思いますが「注目すべき誘導には偏りがある」という視点です．つまり，I，aV_F，V_1，V_5の4誘導に注目する頻度が高いのです．このポイントに気づき，情報量の多い誘導へと自然に目が動くようになれば，判読の極意は無事伝授されたものと思われます．

　また，前著と同様に文体と内容に一貫性を保たせるために単著にこだわりました．そのため，今回も相応しい心電図を著者1人では収集することができず，多くの先生方から心電図のご提供を頂きました．宮城県成人予防協会中央診療所の佐藤文敏先生，北海道勤労者医療協会勤医協中央病院の鈴木隆司先生，協和会協立病院の岡島年也先生，京都下鴨病院の山下文治先生，武田病院健診センターの桝田出先生，京都府立医科大学の白石裕一先生，JA広島総合病院の藤井隆先生(国循のレジデント時代の貴重な心電図もご提供頂いたのですが，そのファイリングのよさに驚嘆しました)には，この場をお借りして厚く御礼申し上げます．また，既刊書やホームページからの図表の転載にご快諾を頂きました最新医学社の中西啓社長，南江堂の小立鉦彦社長，ハート先生こと心臓病看護教育研究会会長の市田聡先生(ホームページの引用許諾以外にも国循時代の貴重な心電図もご提供頂きました)にも深く感謝申し上げます．

　今回の執筆過程においては，前著とは著者の所属も異なっているように，著者の公私にわたる環境が激変したことから思うように執筆が進まず，完成までの苦労は前著を大きく上回るものでした．そのような状況の中でも，吉原さんの読者視点からわかりやすさと正確さを追及しての建設的な助言は，大変有難いものでした．厚くお礼を申し上げます．

　最後になりますが，本書が心電図の判読に携わる方々のお役に立ち，前著ともども心電図判読の腕試しにご活用頂ければ望外の喜びです．宜しくお願い申し上げます．

2018年10月　　多くの感謝とともに

上嶋健治

本書の使い方

　本書は心電図所見を見落としがなく判読できるように，P 波から U 波までアルファベット順に判読するとともに，12 誘導心電図とはいうものの 12 の誘導のすべてに 1/12 ずつの重みがあるのではなく，誘導により判読の重みに違いがあるというコンセプトで書かれています．

　各章の扉には 12 誘導心電図（著者自身の心電図記録です）に，判読するうえで注意すべき箇所にマーカーをつけ，本文内の「章扉について」で判読のコンセプトを記述しました．次の「要点」では心電図所見とその臨床的意義を解説し，「マーカーの解説」では章扉につけたマーカーに着目する意義や判読のポイントなどを解説しています．「疾患」では該当する心電図所見を呈する疾患や病態の具体的な実例を示し，理解を深められるように考慮しました．また，各章の章末には判読のポイントを箇条書きにまとめて，知識の整理ができるようにしており，最後に判読問題を提示して，実臨床に応用できる知識や技術の腕試しとしています．巻末には付録として，人間ドック学会が公開している「心電図健診判定マニュアル」を掲載し，各所見の臨床的な重みも理解できるようにしています．

　なお，各章の各項目については前著と同様に，重要度をミシュラン風に ✿ の数で示しました．各々，✿✿✿✿：決して忘れてはならない必須の知識，✿✿✿：基礎的で重要な知識，✿✿：応用的で重要な知識，✿：応用的な予備知識の 4 つに分類しています．おおよその目安にして頂き，時間のない方には，重要度の高い項目から読み始めて頂くことも一案かと考えています．また，心電図に関する豆知識的な「メモ」や，心電図に関係のない雑文的な「コラム」も設けて，肩の凝らない読み物になることにも配慮しました．前著と同様に「レベルは高いが読みやすい」ことも本書の特徴かと思っています．

目　次

序文に代えて………ii
本書の使い方………iii
目次………iv

第1章　較正・記録速度をチェック

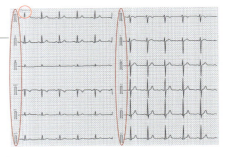

章扉について………2
要点………2
 1. 心電図の記録に関するルール………2
  1-1. 記録紙の約束………2
  1-2. 記録の約束………3
 2. 心電図の誘導（電極）に関するルール………3
  2-1. 四肢の双極誘導と単極誘導………3
  2-2. 胸部の単極誘導………4
  2-3. 電極の色に関するルール………5
マーカーの解説………6
 1. 較正波に着目………6
 2. 紙送り速度に着目………8
 3. 心電図の波形・間隔の名称に関する約束事………10
この章のまとめ………11
参考文献………11
練習問題………12

第2章　心臓の電気的位置：電気軸と移行帯をチェック

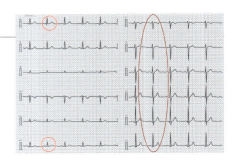

章扉について………20
要点………20
 1. 電気軸の考え方………20
 2. 移行帯の考え方………21
マーカーの解説………22
 1. 電気軸の評価はI誘導とaV$_F$誘導に着目………22
 2. 移行帯の評価は胸部誘導を上から下に………24
 3. 移行帯の評価には念のためR波の増高を評価………24

        疾患：電気的位置異常を示す疾患………25
            1. 電気軸異常を所見とする疾患………25
                1-1. 左軸偏位を呈する疾患………25
                1-2. 右軸偏位を呈する疾患………26
            2. 移行帯異常を所見とする疾患………28
                2-1. 時計軸回転を呈する疾患………28
                2-2. 反時計軸回転を呈する疾患………28
                2-3. R波の増高不良を呈する疾患………29
    この章のまとめ………30
    参考文献………31
    練習問題………32

第3章　P波・PQ間隔をチェック

    章扉について………40
    要点………40
        1. P波の形状の評価………40
        2. PQ間隔の評価………41
    マーカーの解説………42
        1. まずI誘導のP波に着目………42
        2. 心房拡大の評価はV₁誘導とII・III・aV_F誘導に着目………42
        3. さらにaV_F誘導では………44
        4. 特殊なP波の形状（ペースメーカ心電図）………44
        5. PQ間隔の評価はI・aV_F誘導とV₁誘導で十分………44
            5-1. PQ間隔の延長………45
            5-2. PQ間隔の短縮………45
    疾患：P波やPQ間隔の異常を示す疾患………46
        1. 右胸心………46
        2. 心房拡大………47
            2-1. 右房拡大を来す疾患………47
            2-2. 左房拡大を来す疾患………48
        3. 異所性上室調律………49
        4. ペースメーカ心電図………50
        5. 房室ブロック………53
            5-1. 1度房室ブロック………53
            5-2. 2度房室ブロック………53
            5-3. 3度房室ブロック（完全房室ブロック）………55
        6. 房室解離………56
        7. 早期興奮症候群………57
            7-1. WPW症候群………57

7-2. LGL 症候群………61

この章のまとめ………62

参考文献………63

練習問題………64

第4章 QRS 波をチェック

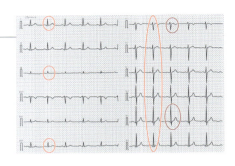

章扉について………74

要点………74

1. 脚ブロックの評価………74
2. 心肥大の評価………74
3. 異常 Q 波の評価………74

マーカーの解説………75

1. まず V_1 と V_5 誘導の QRS 波のパタンに着目（脚ブロックの評価）………75
    1-1. 右脚ブロック：V_1 誘導での rSR'パタン………75
    1-2. 左脚ブロック：V_5 誘導の結節性 R 波………76
2. 次に V_1 と V_5 誘導の QRS 波高に着目（心肥大の評価）………76
    2-1. 右室肥大：V_1 誘導の QRS 波高に着目………76
    2-2. 左室肥大：V_1 と V_5 誘導の QRS 波高を計測………77
3. 最後に電気軸と移行帯に着目（異常 Q 波の評価）………78

疾患：QRS パタンに影響を与える病態や疾患………78

1. 右脚ブロック………78
    1-1. 2 束ブロック………78
    1-2. ブルガダ症候群（特発性心室細動）………80
2. 左脚ブロック………81
3. 特殊な脚ブロック………82
4. 右室肥大………82
5. 左室肥大………82
6. 心筋梗塞（陳旧性）の異常 Q 波の評価………83
    6-1. 前壁梗塞・中隔梗塞………84
    6-2. 側壁梗塞………84
    6-3. 下壁梗塞………85
    6-4. 後壁梗塞………85
7. 肺血栓塞栓症………87

この章のまとめ………88

参考文献………88

練習問題………90

第5章 ST部分・T波・U波をチェック

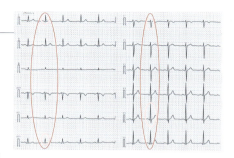

章扉について………100
要点………100
  1. ST低下(非貫壁性の心内膜下虚血など)の評価………100
  2. ST上昇(貫壁性の重症心筋虚血)の評価………101
  3. ST上昇(早期再分極)とJ波の評価………101
  4. T波の高さ・深さの評価………102
  5. QT間隔の評価………102
  6. U波の評価………102
マーカーの解説………103
  1. ST低下は，aV_FとV_5誘導に着目………103
  2. ST上昇は，I，aV_F，V_1，V_5の4誘導に着目………103
  3. T波の増高と低下および陰性化もI，aV_F，V_1，V_5の4誘導に着目………103
  4. QT間隔の延長と短縮にはI，aV_F，V_5の3誘導に着目………104
  5. 虚血に関連したU波の出現には$V_1(V_2)$とV_5誘導に着目………104
疾患：ST偏位やT・U波に影響を与える病態や疾患………104
  1. 狭心症・無痛性心筋虚血(ST低下)………104
  2. 左室肥大によるストレインパタン(ST低下)………105
  3. ジギタリス・電解質異常などの外的影響(ST低下)………106
  4. 心筋梗塞・冠攣縮性狭心症(ST上昇)………106
  5. 心筋炎(ST上昇)………111
  6. 早期再分極とJ波(ST上昇)………111
  7. T波の増高と減高………112
  8. 陰性T波………113
  9. QT間隔の延長と短縮………114
    9-1. QT間隔の延長………114
    9-2. QT間隔の短縮………116
  10. 虚血に関連したU波の出現………117
この章のまとめ………118
参考文献………118
練習問題………120

第6章 心拍数と脈の整不整をチェック

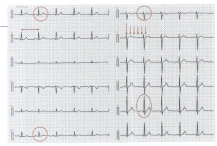

章扉について………130
要点………130
  1. 脈の整・不整………130
  2. 心拍数………131
  3. 不整脈の評価………131
    3-1. 期外収縮の評価………131
    3-2. 頻脈性不整脈の評価………133
    3-3. 徐脈性不整脈の評価………133
    3-4. 変動する不整脈の評価………133
マーカーの解説………133
  1. 心拍数の算出………133
    1-1. 300の法則………133
    1-2. 1500の法則………135
    1-3. 記録紙の最下段のマークにも着目………135
  2. 期外収縮に着目………136
    2-1. 期外収縮と正常心拍の間隔に着目………136
    2-2. 期外収縮の頻度に着目………136
  3. 頻拍に着目………138
  4. 徐脈に着目………139
  5. 変動する調律に着目………140
    5-1. P波を伴い変動する調律………140
    5-2. P波を伴わない変動する調律………141
疾患：脈の不整を呈する病態や疾患………142
  1. 期外収縮………142
    1-1. 心房期外収縮………142
    1-2. 房室結節期外収縮………142
    1-3. 上室期外収縮………143
    1-4. 多源性上室期外収縮………143
    1-5. 非伝導性上室期外収縮………144
    1-6. 変行伝導を伴う上室期外収縮………144
    1-7. 心室期外収縮………145
    1-8. 心室期外収縮の起源………145
    1-9. 副収縮………146
  2. 頻脈性不整脈………146
    2-1. 洞頻脈………146
    2-2. 上室頻拍………147
      2-2-1. 自動能性上室頻拍………147

  2-2-2. リエントリー（回帰）による上室頻拍………147
  2-2-3. 房室結節回帰性頻拍………148
  2-2-4. 房室回帰性頻拍………151
  2-2-5. 変行伝導を伴う上室頻拍………152
 2-3. 心室頻拍………152
  2-3-1. 単形性心室頻拍………152
  2-3-2. 倒錯型心室頻拍（torsades de pointes：twisting of the points）…153
  2-3-3. 特発性心室頻拍………153
  2-3-4. 催不整脈性右室心筋症（ARVC）………154
  2-3-5. 頻脈性心室固有調律（AIVR）………155
 2-4. 幅の広いQRS型頻拍（wide QRS tachycardia）の鑑別………156
 2-5. 心室細動（ventricular fibrillation）………157
3. 徐脈性不整脈………157
 3-1. 洞機能不全症候群（SSS）………157
4. 変動する不整脈………159
 4-1. 洞不整脈………159
 4-2. 移動性ペースメーカ（wondering pacemaker）………159
 4-3. 心房細動（atrial fibrillation）………159
 4-4. 心房粗動（atrial flutter）………160

この章のまとめ………160

参考文献………162

練習問題………164

 巻末資料：心電図の判読と重症度判定………173

索引………178

第1章 較正・記録速度をチェック

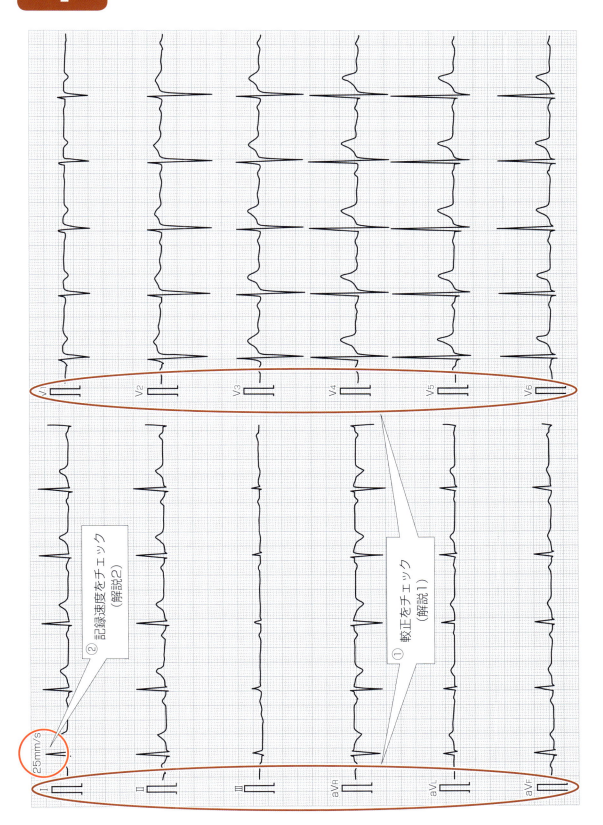

① 較正をチェック（解説1）

② 記録速度をチェック（解説2）

25mm/s

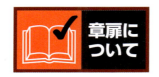

　心電図とは,「心臓の機械的収縮に先行して生じる電気的刺激の発生と伝達の過程を,体表面の電極から記録したもの」と定義されます．この電気的活動は心臓だけでなく,体内にも微弱な電流を発生させて全身に広がるため,体表面に電極を置いて記録すると心臓由来の電気的な興奮とその伝播および回復の過程を評価することができます．これらの電気活動を解析することにより,①心拍数,②脈の整・不整,③電気的位置,④心筋の肥大,⑤脚ブロック,⑥心筋虚血,⑦不整脈といった,心臓の状態や心疾患の評価が可能になります．

　したがって,心電図の判読は医療従事者にとっての大きな武器となるスキルです．しかし,心電図の記録には最低限のルールがあることも事実です．また,そのルールは理解するというよりも,習得して覚えてしまわねばならないことです．まず最初にこのルールを習得してもらうべく,心電図の注目すべき箇所を章扉で示しました．

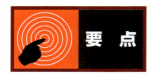

1. 心電図の記録に関するルール

1-1. 記録紙の約束

　心電図は,1 mm×1 mm の方眼紙に,紙送り速度が 25 mm/秒で記録されます．したがって,横軸の 1 目盛りは 1 秒÷25mm＝0.04 秒（40 msec）に相当することになります．また,縦軸には通常 1 mV を 10 mm とする較正を入れることから,縦軸の 1 目盛り（1 mm）は 0.1 mV になります（図 1-1）．

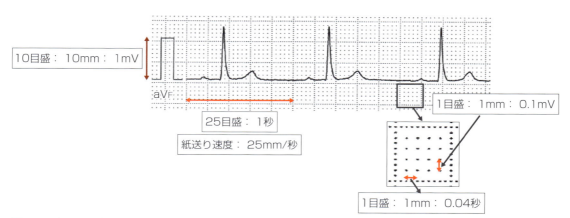

図 1-1　心電図記録用紙の約束事

1-2. 記録の約束

　心筋細胞が興奮して電流が体表面の電極に向かうとき，心電計は心電図の記録上，上向き（陽性）の波として記録されるようつくられています（図 1-2）[1]．逆に，心電図記録として陽性の波を確認できれば，電極に向かう方向への電気的興奮があることを意味します．

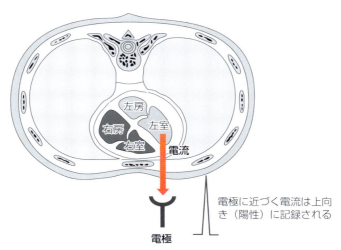

図 1-2　電流の方向と心電図記録の約束事
（文献 1）より改変引用）

2. 心電図の誘導（電極）に関するルール

　体表面に伝播される心臓の活動電位は 1 mV 前後とごく微弱なため，評価するためにはこの電位を数千倍に増幅して記録する必要があります．したがって，効率よく心臓の電気活動を記録するために，電位の取り方や電極の位置には色々な工夫がなされてきました．

2-1. 四肢の双極誘導と単極誘導（図 1-3）[1]

　双極誘導とは，身体の離れた 2 点に電極を当て，その 2 点間の相対的な電位差とその変動を記録する方法です．通常の心電図では，四肢の第Ⅰ誘導，第Ⅱ誘導，第Ⅲ誘導の 3 誘導が双極誘導で，右手，左手，左足の各電極の 2 点間の電位差を記録します．

　すなわち，Ⅰ誘導は，左手（＋）・右手（－），Ⅱ誘導は左足（＋）・右手（－），Ⅲ誘導は左足（＋）・左手（－）として記録します．

　通常は，右手が赤，左手が黄，左足が緑，右足が黒と電極（コード）が色分けをされています．ただし，右足の電極はアースとなる接地電極であるため，心電図の描画には特に役割を果たしていません．

　なお，肢誘導にはあと 3 つの単極誘導があり，右手（V_R 誘導），左手（V_L 誘導），左足（V_F 誘導）からの電位が記録されます．ただし，その後の検討から，V_R，V_L，V_F 誘導の 1.5 倍の電位を記録する技術が開発され，現在では，V_R，V_L，V_F 誘導ではなく，これらの増幅された aV_R，aV_L，aV_F 誘導が記録されています．ちなみに，a は増高や増幅を意味する augment に由来しています．

　したがって，肢誘導からは，双極肢誘導であるⅠ，Ⅱ，Ⅲ誘導と，増高単極肢誘導である aV_R，aV_L，aV_F 誘導の 6 つの心電図記録が得られます．

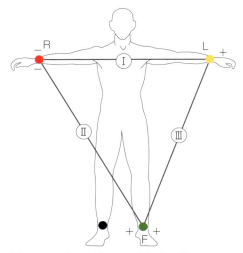

図 1-3　肢誘導の電極装着部位と色
(文献 1)より改変引用)

2-2. 胸部の単極誘導(図 1-4)[1]

図 1-4 に示した胸部誘導の電極は単極誘導です[1]．ここで注意すべきことは，V_3 は V_2 と V_4 の真ん中にあるため，V_2 と V_4 の位置をまず決定する必要があることです．また，V_5 以降の誘導の高さは V_4 の高さと同じであって，第 5 肋間ではありません．すなわち，肋骨(肋間)は水平に走行しておらず，V_5 以降の誘導の高さのまま装着していくと，電極は肋間を離れて水平に移動することになります．

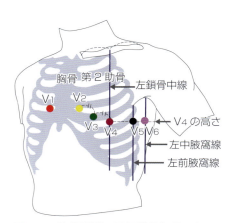

図 1-4　胸部誘導の電極装着部位と色
(文献 1)より改変引用)

なお，電極は第 4 肋間から装着していく必要があります．ビギナーの間は第 4 肋間を探し出すことに結構時間がかかってしまいます．コツとしては，胸骨を上から触っていくと，数 cm 下りたところにやや隆起した部分があります．これを胸骨角とよびますが，その真横部分が第 2 肋間になるので，ここから肋間を指で確認して第 4 肋間を探し出します．通常は，第 4 肋間は大体乳首の高さ，V_4 誘導は乳首の

すぐ下になります．

ただし，肋間を探るときにゴリゴリと胸壁を押さえると，結構患者さんには痛いものですから，あまり力を入れないようにしましょう．

2-3．電極の色に関するルール

すでに述べたように，肢誘導の電極は，右手が赤，左手が黄，左足が緑，右足が黒と色分けをされています．同様に，胸部誘導にも決められた色分けがあります．

心電図は緊急時の記録を要求されることも少なくなく，電極先端に記録された誘導を示す細かい文字を確認している余裕はありません．そこで，四肢や胸部のどこにどの電極を装着すればよいのかが直感的に判断できるように，電極を色分けしています．この色分けは表 1-1 のように，国際規格で定められたものです．

表 1-1　誘導コードの識別記号と色（JIS および IEC）

誘導	日本		欧州		米国	
	識別記号	色	識別記号	色	識別記号	色
四肢誘導						
右手	R	赤	R	赤	R	白
左手	L	黄	L	黄	L	黒
左足	F	緑	F	緑	F	赤
右足	N または RF	黒	N	黒	RL	緑
胸部誘導						
V1	C1	赤	C1	赤	V1	赤
V2	C2	黄	C2	黄	V2	黄
V3	C3	緑	C3	緑	V3	緑
V4	C4	茶	C4	茶	V4	青
V5	C5	黒	C5	黒	V5	橙
V6	C6	紫	C6	紫	V6	紫

（文献 2）より改変引用）

電極の位置と色分けの覚え方としては次のようなものがあります．

四肢の電極については，明るい色は上肢に，暗い色は下肢に，また，左右に関しては，文字数を対応させるというものがあります．例えば，右手には「右（みぎ）」で 2 文字なので，色も 2 文字の「赤（あか）」をつけ，右足には「右（みぎ）」で 2 文字なので，色も 2 文字の「黒（くろ）」をつけるといった具合です．また，右手から時計回りに，「秋実君（あきみくん）」として，あ（赤）き（黄）み（緑）くん（黒）という覚え方もあります．

胸部の電極についての覚え方ですが，「秋実ちゃん国試（あきみちゃんこくし）」として，あ（赤）き（黄）み（緑）ちゃん（茶）こく（黒）し（紫）という語呂合わせが一般的になってきました．面白いことに，法月綸太郎の推理小説短編集『しらみつぶしの時計』（祥伝社）に収録されている「四色問題」でも，医学生が胸部誘導の電極の色を語呂合わせで覚えている場面があります．そこでは，「あ（赤）き（黄）み（緑）ちゃん（茶）のブラ（黒：ブラック）は紫」とする場面が出てきます．

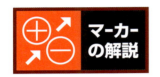

1. 較正波に着目(注目：章扉①) ❀❀❀❀

　通常の心電図の記録では 1 mV を 10 mm とする較正を入れるため，1 mm は 0.1 mV の電位を示します．ただし，波形の電位の幅が大きくてチャンネル幅を振り切ってしまうことがあります．このような場合に，心電図波形の全容を記録するためには，較正の範囲を変えて圧縮して記録する必要があります．しかし，縦方向の電位と横方向の紙送り速度のいずれも同じ割合で圧縮されないと，圧縮された波形はいびつな物になってしまいます．図 1-5 に示した銀閣寺も縦方向の圧縮だけでは，元の「侘び寂び」が失われてしまい，ただの平屋のようになってしまいます．同様に，心電図の圧縮波形も，元の紙送り速度はそのままに縦方向の電位だけを縮小するので，ST 偏位などの微妙な電位の変化を判読することができなくなってしまいます．

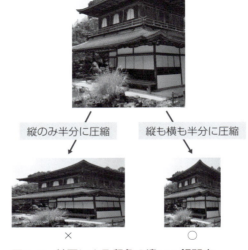

図 1-5　較正による印象の違い：銀閣寺

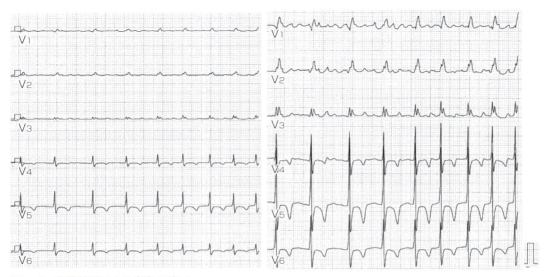

図 1-6　自動較正による印象の違い
　左図は較正が 2.5 mm/mV で，右図は標準的な 10 mm/mV の較正．

最近の心電計では，電位の幅がチャンネル幅を上回るときには，自動的に較正を切り替えて記録する機能が組み込まれています．図 1-6 左に示した胸部誘導は，V5 の振れ幅が大きいため，自動的に 1/4 の較正（1 mV が 2.5 mm）で記録されたものです．本来の較正で記録された右に比べて，V1〜V3 の QRS の情報をほとんど得ることができません．また，図 1-7 は左室肥大の心電図の胸部誘導の記録ですが，自動的に 1/2 の較正（1 mV が 5 mm）で記録された左は，通常較正の右に比べて V5〜V6 の陰性 T 波や，V3〜V4 の U 波の印象が希薄になっています．さらに，図 1-8 左の胸部誘導も V2〜V3，V5〜V6 の振れ幅が大きく，1/2 の自動較正（1 mV が 5 mm）によって記録されたものですが，本来の較正記録の右に比べて，V5〜V6 の ST の低下が過小な印象を与えてしまい，虚血発作の重篤度を十分に反映していません．したがって，QRS 波形の振幅が大きすぎて，チャンネル幅を振り切ってしまう場合でも，圧縮波形の記録だけでは不十分であり，手動に切り替えてでも 1 枚は 1 mV を 10 mm とした心電図を記録すべきです．

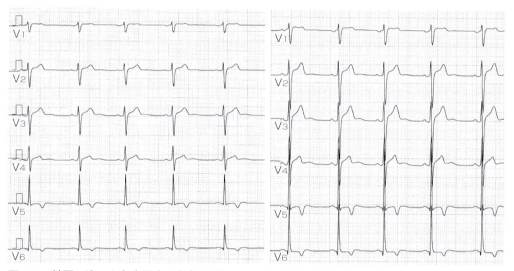

図 1-7　較正の違いと左室肥大の印象の違い
　左図は較正が 5 mm/mV で，右図は 10 mm/mV の較正．

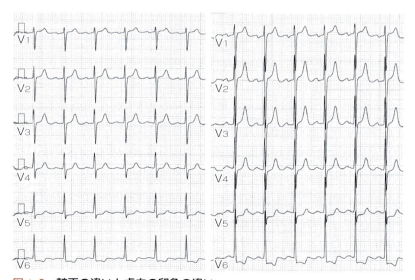

図 1-8　較正の違いと虚血の印象の違い
　左図は較正が 5 mm/mV で，右図は 10 mm/mV の較正．

また，波高が低い波形の評価には，較正を大きくとることがあります．図1-9の心電図記録は第6章で詳述する催不整脈性右室心筋症（ARVC）のV₂誘導です．ARVCでは右前胸部誘導のQRSの終末に小さな結節を認めることがあり，これをイプシロン波（ε波）とよびます．左の心電図は，1 mVが10 mmの較正で，25 mm/秒の紙送り速度での標準的な記録ですが，イプシロン波の同定は困難です．しかし，右の心電図のように1 mVが20 mmの較正で，100 mm/秒の紙送り速度で記録すると，左図の矢印付近には明らかでなかったε波が，右図の矢印部分では結節として認識されるようになりました．

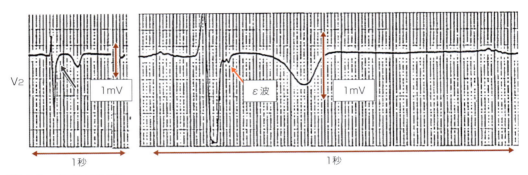

図1-9　イプシロン波
　較正と紙送り速度を変える工夫により，通常の記録では同定できないイプシロン波も明らかになります．

2. 紙送り速度に着目 (注目：章扉②)

　波形を詳細に観察するためには，紙送り速度も図1-9のように高速度に変更することがあります．
　また，不整脈の頻度を見る場合には長時間の記録が必要ですが，そのようなときには紙の無駄遣いを節約するために紙送り速度を遅くして長時間記録することもあります．図1-10は，動悸を主訴に受診された患者さんの心電図記録ですが，標準12誘動の記録では脈の不整は記録されていません．そこで，紙送り速度を半分の12.5 mm/秒として3分間の記録モードに変更したところ（図1-11），多くの心室性期外収縮を認めることができました．また，この記録時に主訴の症状と同様の動悸を訴えたため，この不整脈が主訴の原因であることが診断されました．

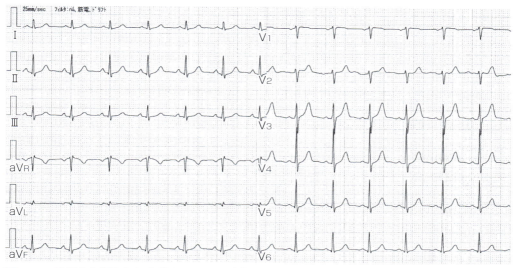

図 1-10 動悸を主訴とした患者さんの 12 誘導心電図

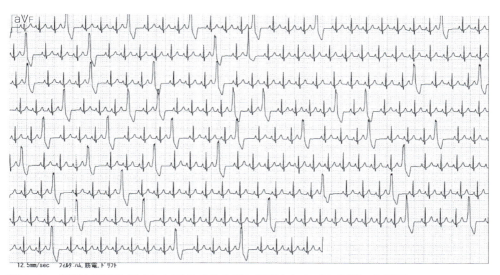

図 1-11 紙送り速度を遅くした図 1-10 と同じ患者さんの aVF 誘導の心電図

3. 心電図の波形・間隔の名称に関する約束事

心電図波形にはPからUまで主に6つの波があります．この他にもJ波やΔ（デルタ）波およびε（イプシロン）波など，特殊な名称の波もありますが，基本的にはこの6波形です．図1-12に心電図の主要波形の名称と波形間の間隔を示しました[3]．この図は心電図波形を認識し，種々の計測を行ううえで重要な図になります．

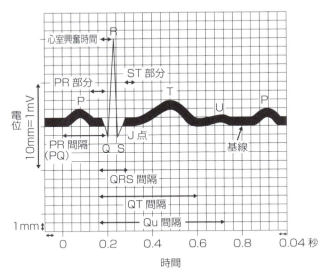

図 1-12 心電図の各波の間隔・部分の模式図
（文献3）より改変引用）

約束事として，PからUまでの波には大文字のアルファベットを使います．ただし，厳密な定義はありませんが，波の高さ（または深さ）がおおよそ5mm未満の場合には，r，qなどの小文字で表します．

この章のまとめ

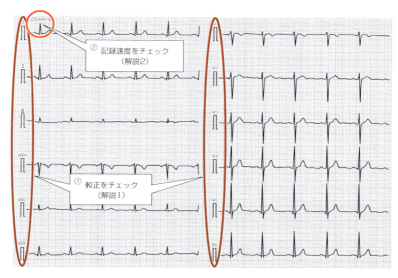

- 標準12誘導心電図では，通常，紙送り速度を25 mm/秒とし，10 mmを1 mVに較正して記録します．
- 波形の電位幅が大きくて自動的に較正が切り替えられると，各波形の正確な評価ができなくなるため，手動に切り替えてでも1枚は1 mVを10 mmとした心電図を記録すべきです．
- 波形を詳細に評価する場合や，長時間の記録が必要な場合には，臨機応変に較正の感度や記録速度を切り替えます．
- 心臓からの電流が電極に向かうとき，心電図の記録上，上向き（陽性）の波として記録されます．
- 標準12誘導とは，四肢の相対的電位差を表すⅠ，Ⅱ，Ⅲ誘導の双極肢誘導と，電位の絶対値を表すaV$_R$，aV$_L$，aV$_F$誘導の増高単極肢誘導，および定められたV$_1$からV$_6$までの胸部単極誘導から得られる12誘導からなります．
- 電極には国際規格で定められた色調が対応し，肢誘導では，右手が赤，左手が黄，左足が緑，右足が黒とされており，胸部誘導では，V$_1$からV$_6$まで，赤，黄，緑，茶，黒，紫が対応しています．誘導と色調の対応には，いくつかの語呂合わせが用いられています．
- 心電図波形にはPからUまで主に6つの波があり，各波形の評価や波の間隔などを計測することで，多くの情報が得られます．

● 参考文献

1) 市田　聡，代表. 12誘導心電図の捉え方. ハート先生の心電図教室 ONLINE. URL：http://www.cardiac.jp/view.php?lang=ja&target=ecg_style.xml
2) 上嶋健治：心電図とは. ビギナーのための心電図便利帳. 大阪：最新医学社，2016：17.
3) 上嶋健治. 心電図とは. ビギナーのための心電図便利帳. 大阪：最新医学社，2016：14.
4) 上嶋健治. スキ間で極意!! いつでもどこでも心電図判読88問. 東京：克誠堂出版社，2017：7-9.

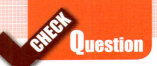

Q 1-1

この心電図の肢誘導を見て考えられることは何でしょうか？

Q 1-2

心電図の記録を示します．この心電図の記録で，まず着目すべきところはどこですか？

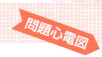

 1-1

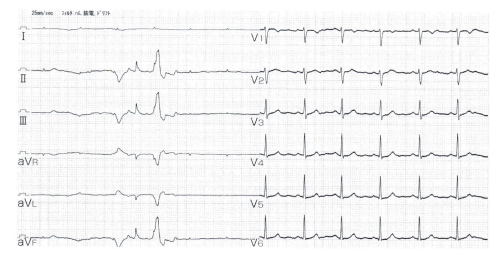

1-2

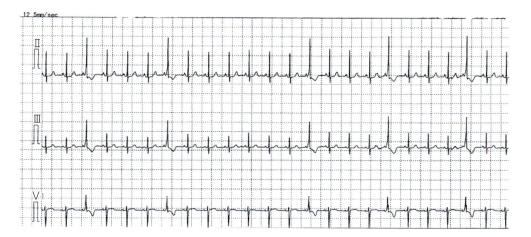

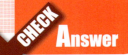

A 1-1　較正が通常の 1/4 で記録されています．

　赤枠で囲んだように較正を確認すると，スケールが通常の 1/4 になっていることがわかります．ここに気がつければ，この章の内容は及第点でしょう．

　右図に通常の較正による記録を示します．実は，今回の心電図は電極が外れかかっているために大きなノイズが入ってしまった記録でした．そのノイズも含めて，記録紙のチャンネル幅に収めるために自動較正が働き，通常の 1/4（0.25 mm/mV）のスケールになっています．したがって，左図では本来の QRS 波形はほとんど認識することができず，判読は不可能です．もちろん，右図でも判読は極めて困難ですが，心拍数や脈の整不整，および電気軸や PQ 時間などの評価は，かろうじてできそうです．

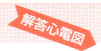

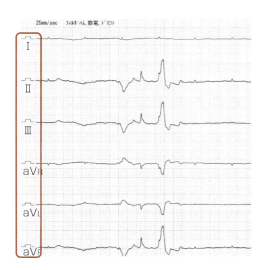
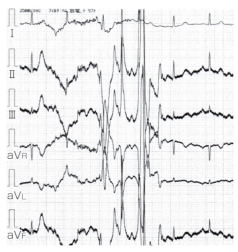

COLUMN-1　犬と散歩する人はこのうえなく幸福です 1

　近隣の神社や川原で犬を散歩させている人によく出くわします．著者も，犬を散歩させていますが，犬と散歩できるということはこのうえなく幸福であると実感しています．
　まず，犬を飼える住宅環境にあるということです．しかも，犬を飼うにあたっての費用（ドッグフードや予防注射，フィラリアやノミ・ダニによる疾患の予防薬など，それなりのコストがかかります）を負担できる経済的余裕があるということです．
　さらに，散歩ができるということは，自らが健康であるとともに愛犬も健康であるということです．すなわち，衣食住が足りて，しかも健康ということです．
　世の中の多くの人が公私に悩みや問題を抱えているわけですが，それでも，衣食住が足りて健康であれば，幸福の最低レベルというか，かなりのレベルは満たされていると考えるべきでしょう．犬と散歩する人はこのうえなく幸福なのです．毎朝，そのような思いで犬と散歩をしていると，小さな悩みから解き放たれて，快適な 1 日がスタートしていきます．

　　　一匹と　一人が健康　有り難き

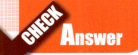

A 1-2　紙送り速度が違います。

　この心電図記録では，QRS 幅が狭い印象を受けるでしょう．それは，12.5 mm/秒と通常の記録速度の半分の速度で記録されているからです．

　心電図判読のための指標には，心拍数や PQ 時間，QTc 間隔など，記録速度の影響を受けるものがたくさんあります．心電図記録速度の正確な把握なしには，読影は始まりません．このような異常波形の出現頻度などを評価する際には，記録速度を遅くして評価することも必要です．ちなみにこの心電図は間欠性 WPW 症候群の波形です．

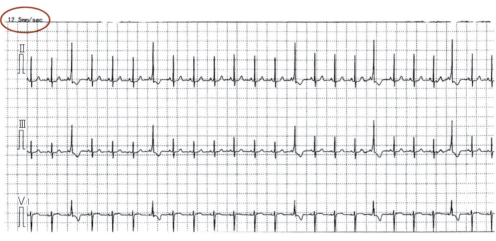

（文献4）より改変引用）

第2章 心臓の電気的位置：電気軸と移行帯をチェック

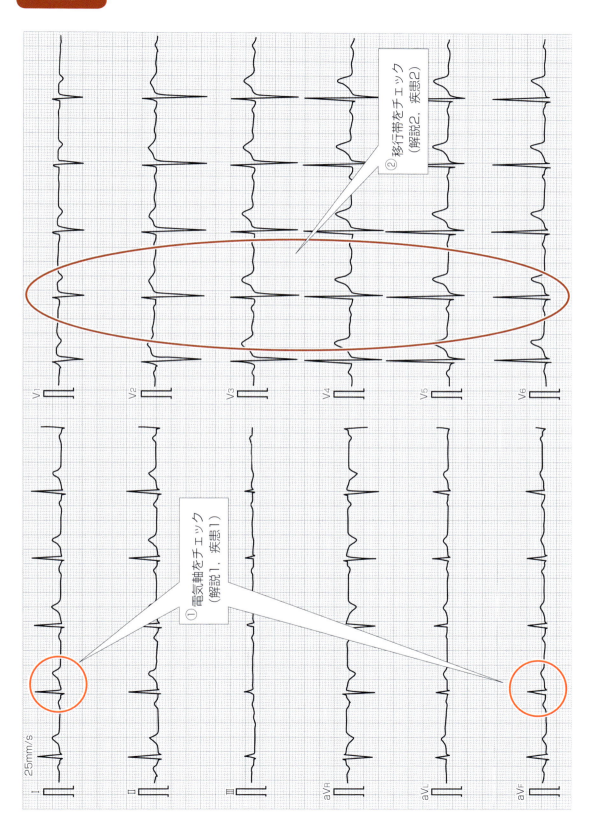

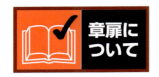

　心臓の電気的な位置は，①肢誘導から求められる電気軸と，②胸部誘導から求められる移行帯で表現されます．心電図の判読では不整脈や脚ブロックのような視覚に訴えてくる所見に目を奪われがちですが，心臓の電気的な位置を知ることで，伝導障害，肥大，心筋梗塞の異常Q波といった重要な所見の見落としを防ぐことができます．心臓の電気的な位置を評価することは，とても重要なポイントと考えてください．

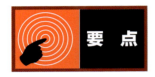

1. 電気軸の考え方

　心臓の電気的興奮は洞結節から，右房・左房の順に伝わり，心室には房室結節を起点としてHis束から左右の脚を通って全体に伝播するので，心臓全体としての電気の流れる方向（電気軸）は右上から左下方に向かいます（図2-1）[1]．したがって，肥大した心筋では，より大きな電気的活動を有するため，電気軸は肥大した心室側，すなわち右室肥大であれば右軸，左室肥大であれば左軸に偏位します．

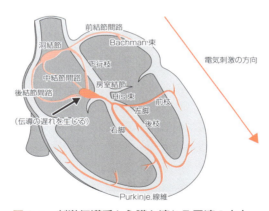

図2-1　刺激伝導系と心臓を流れる電流の方向
　洞結節からの刺激は3つの結節間伝導束を介して心房を伝播し，房室結節に到達します．房室結節に入った刺激は急に遅くなり，その後His束から左右の脚には，再び速度を増して急速に伝わります．
（文献1）より改変引用）

　また，電気軸を理解するためには肢誘導の記録を中心に，数学的な「座標軸」の概念を整理することが必要です．双極肢誘導は図2-2左に示すように，Ⅰ誘導は左手が陽性で右手が陰性，Ⅱ誘導は左足が陽性で右手が陰性，Ⅲ誘導は左足が陽性で左手が陰性ですので，図2-2右に示すように，Ⅰ誘導は左室の側壁の電位を見る誘導，Ⅱ誘導は心臓を心尖部から見る誘導で，Ⅲ誘導は右室側面と左室下壁の情報を見る誘導になります．

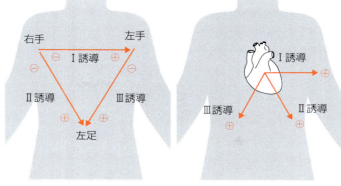

図 2-2　心電図の肢誘導の考え方

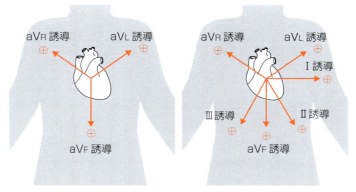

図 2-3　極増高肢誘導の考え方

　一方，単極増高肢誘導であるaV_R，aV_L，aV_Fの3誘導については，前額面に図2-3左のような座標軸を描くことができます．すなわち，aV_R誘導は右肩から心臓を見る誘導（他の誘導とは異なり上下が逆転したような波形），aV_L誘導は左肩から心臓を見る誘導で，aV_F誘導は心臓をほぼ真下から見る誘導ということになります．

　したがって，Ⅰ，Ⅱ，Ⅲ誘導からなる座標軸とaV_R，aV_L，aV_F誘導からなる座標軸をあわせると，図2-3右のようになります[1]．これにより，前額面に詳細な座標を描くことができるので，心臓を複数の異なる方向から観察することができます．

2. 移行帯の考え方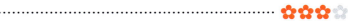

　移行帯は電気的興奮の方向を水平面，すなわち胸部誘導から見て，心臓の位置を評価したものです．簡単にいえば，胸部誘導において，R波とS波の比が1：1（QRS成分の陽性部分と陰性部分の割合が等しい）になる誘導を移行帯とよびます．

　さらに，移行帯がV₅，V₆誘導側に移動している場合には，時計軸回転とよび（心臓を下から見上げると移行帯が右回りに移動するので），胸部誘導全体では陰性成分が目立つようになります．逆に，反時計軸回転（心臓を下から見上げると移行帯が左回りに移動する）では，移行帯はV₁，V₂誘導側に移動し，胸部誘導の陽性成分が目立つようになります．

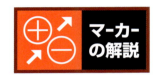

1. 電気軸の評価はⅠ誘導とaVF誘導に着目(表2-1)(注目：章扉①)

表2-1 Ⅰ誘導とaVF誘導のQRS成分からの電気軸の評価

Ⅰ誘導のQRS成分	aVF誘導のQRS成分	電気軸
陽性∧	陽性∧	正常
陽性∧	陰性∨	左軸偏位
陰性∨	陽性∧	右軸偏位
陰性∨	陰性∨	著明な左軸偏位か著明な右軸偏位

　電気軸は本来，Ⅰ，Ⅱ，Ⅲ誘導のいずれかの2誘導を用いて，QRS波のその代数和をEinthovenの三角形のⅠ軸とⅢ軸の上にプロットし……といった手法(かなり面倒)で計測されます．また，「41度」というように，角度の数字で表現され，正常軸は−30度から＋110度の範囲といわれています(図2-4).

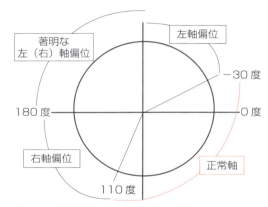

図2-4 正常電気軸と軸偏位の範囲

　しかし，正常軸の範囲内であれば，電気軸の角度が41度か78度かということはさほど重要なことではなく，またその範囲もおおよそ0〜＋90度という理解で問題ありません．そのように割り切って考えますと，電気軸はⅠ誘導とaVF誘導のみで評価が可能です．

　まとめますと，Ⅰ誘導は左半身が陽性で右半身が陰性，aVF誘導は下半身が陽性で上半身が陰性です．したがって，Ⅰ誘導のQRS成分が陽性(上向き)でaVF誘導のQRS成分も陽性(上向き)であれば，電気的興奮の方向は左方かつ下方(左下方)に向かう(正常方向)ので，これは正常な電気軸を意味します．図2-5左の心電図の肢誘導では，Ⅰ誘導とaVF誘導のQRS成分がいずれも陽性(上向き)で，正常軸を示しています．

　同様の考え方で，図2-5中央の心電図ではⅠ誘導のQRS成分が陰性(下向き)で，aVF誘導のQRS成分が陽性(上向き)のため，電気的興奮の方向は右下に向かうので，右軸偏位を意味します．図2-5右の心電図では，Ⅰ誘導のQRS成分が陽性でaVF誘導のQRS成分が陰性ですので，左軸偏位の典型例ですが，他の心電図所見もあわせて左脚前肢ブロックと診断されます(MEMO2-1).

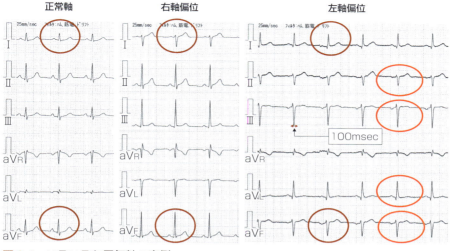

図 2-5　いろいろな電気軸の実例

さらに，I誘導，aV$_F$誘導の両誘導のQRS成分が陰性（下向き）であれば，電気的興奮の方向は右上に向かうため，極端な左軸偏位（または右軸偏位）を考えます．しかし，I誘導のQRS成分が陰性であれば，頻度から考えると著明な軸偏位を疑うよりも，左右の手の電極の付け間違えなどを考えるべきでしょう．図2-6に，肢誘導を付け間違えた心電図を掲げました．Aは正常位置の電極による記録で，Bは右手・左手の電極を付け間違えたものです．I誘導のQRS成分が陰性になるとともに，P波も陰性になることが最大の特徴で，aV$_R$誘導とaV$_L$誘導の波

MEMO2-1　左脚前肢ブロック

左脚は前枝と後枝に分枝し，特に左脚前枝は伝導障害の影響を受けやすい非常に繊細な線維です．高度な左軸偏位を認めた場合には，伝導障害の一つである左脚前肢ブロックを念頭に置く必要があります．その診断基準は，①高度な左軸偏位，②II・III・aV$_F$誘導のrSパタンとaV$_L$のqRパタン，③QRS幅の延長（ただし120 msec 以内：記録紙の3マス以内）とされています．

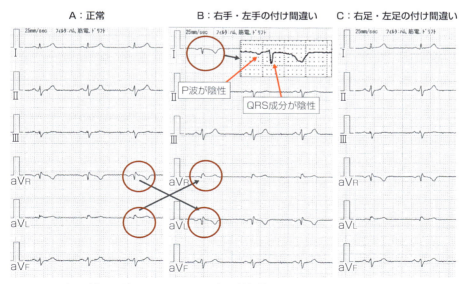

図 2-6　電極の付け間違いによる見かけ上の軸偏位

形が完全に入れ替わったように見えることも覚えておいてください．なお，C の心電図でも明らかなように，右足・左足の電極を付け間違えても，アース電極との取り違えになるため，波形には大きな影響はありません．もちろん，肢誘導の電極の付け間違いが，胸部誘導の心電図波形に影響を及ぼすことはありません．

なお，右胸心でも I 誘導の QRS 成分が陰性になり，P 波も陰性になりますが，頻度としては電極の付け間違えのほうが圧倒的に高く，また，右胸心では胸部誘導の移行帯が特定できなくなります．

すでに述べたように，左室肥大のときには左軸偏位傾向に，右室肥大のときには右軸偏位傾向になります．また，下壁梗塞では，II，III，aVF 誘導に Q 波を生じたり，R 波が減高しますが，このようなときにも電気軸に異常を生じます．種々の心電図異常を見落とさないためにも，電気軸を把握することは心電図読影上，重要なポイントです．

2. 移行帯の評価は胸部誘導を上から下に（注目：章扉②）

胸部誘導において，R 波と S 波の比が 1：1 になる誘導が移行帯ですので，とりあえず，胸部誘導を上から下に（V1 から V6 まで）ざっと眺めてみます．図 2-7 左の心電図では，移行帯は V3 と V4 誘導の間にあり正常といえそうです．図 2-7 中央では，V1 誘導では陰性で，V5 誘導の R 波と S 波の比がほぼ 1：1 の時計軸回転を示しています．図 2-7 右の心電図では，V2 誘導の R 波と S 波の比がほぼ 1：1 で，V3 以降の胸部誘導でも R 波と S 波の比が 1 を超えた反時計軸回転を示しています．

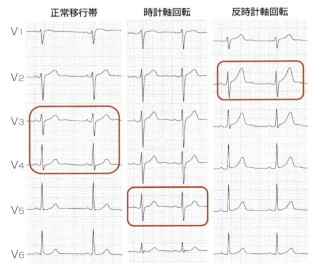

図 2-7 いろいろな移行帯の実例

3. 移行帯の評価には念のために R 波の増高を評価

正常の胸部誘導では，V1 誘導から V5 誘導に行くにしたがい，R 波が低く S 波の深いパタンから，R 波が高く S 波の浅いパタンに連続的に変化します（図 2-8）．また，明確な基準はありませんが，V1 から V2 誘導，V2 から V3 誘導に行く間に，0.1 mV 以上ずつ R 波が増高するとされているので，この増高の程度が 0.1 mV 未満にとどまったときに，poor R wave progression（R 波増高不良）とよばれることがあります．

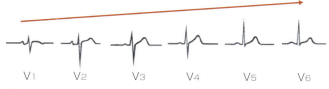

図 2-8　R 波の poor progression（増高不良）

　なお，移行帯を確認する目的は，時計軸か反時計軸かの回転軸を評価するだけではありません．R 波増高不良は，左室肥大や肺性心および前壁中隔梗塞の所見に合致する大切な所見ですので，見落としてはなりません．また，右脚ブロックや心筋梗塞症においては，R 波増高の連続性が失われ，移行帯がはっきりしなかったり，2 つの誘導に認めたりすることもあります．このように胸部誘導における R 波の増高に関する連続性が失われることは非常に重要な所見です．

 **電気的位置異常を示す疾患**

1. 電気軸異常を所見とする疾患（注目：章扉①）

　電気軸の異常は，R 波の波高や Q 波や S 波の深さに関連するので，心筋肥大や心筋壊死および伝導障害などの影響を受けます．

1-1. 左軸偏位を呈する疾患

　左室肥大，左脚前枝ブロック，心内膜床欠損症，下壁梗塞，WPW 症候群（B 型）などの疾患で，左軸偏位が認められます．

　心内膜床欠損症では，左軸偏位の他にも後述する不完全右脚ブロックと I 度房室ブロックを認め，これを心電図所見の 3 徴候という場合もあります．また，下壁梗塞では，下壁を反映する II，III，aVF 誘導に Q 波を呈するために，QRS 成分が陰性となり左軸偏位を呈します（図 2-9）．WPW 症候群は正常伝導以外にも側副伝導路を有する疾患で，側副伝導路が右室側壁にある B 型では左軸偏位を呈することがあります（図 2-10）．

　また，健常人でも，腹部の脂肪が多く，横隔膜が挙上して，心臓が横位を呈する肥満者や，同様の理由から妊婦などにも左軸偏位を認めます．

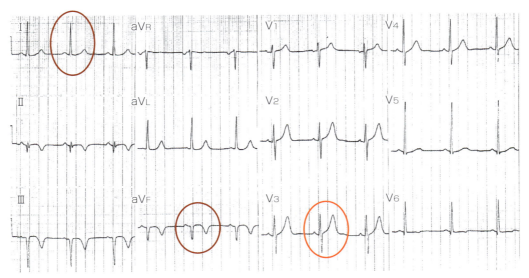

図 2-9　左軸偏位（下壁梗塞）
　下壁梗塞では，Ⅰ誘導は陽性ですが，aVF 誘導に Q 波を呈するために陰性の QRS 成分となり，左軸偏位を呈します．ちなみに移行帯は V3 と正常範囲です．

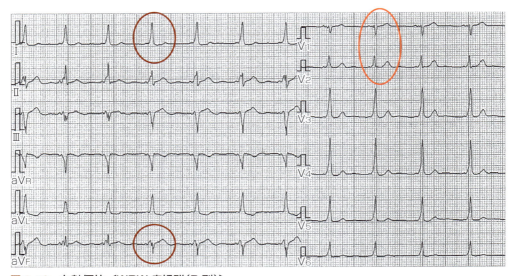

図 2-10　左軸偏位〔WPW 症候群（B 型）〕
　Ⅰ誘導は陽性ですが，aVF 誘導は陰性で左軸偏位を呈しています．ちなみに移行帯は V1～V2 の間で，反時計軸回転を示しています．

1-2. 右軸偏位を呈する疾患

　右室肥大，左脚後枝ブロック，心房中隔欠損症，側壁梗塞，WPW 症候群（A 型），右胸心，肺性心，閉塞性肺疾患などの疾患で，右軸偏位が認められます．なお，ここでいう心房中隔欠損症とは，いわゆる二次孔欠損症のことで，一次孔欠損症は心内膜床欠損症と同義なので，注意が必要です．また，WPW 症候群の A 型では側副伝導路が左室後壁にあるため右軸偏位を呈することがあります（図 2-11）[2]．呼吸器疾患では肺の負荷が右心系に負荷を及ぼし，右軸偏位を示します（図 2-12）[3]．

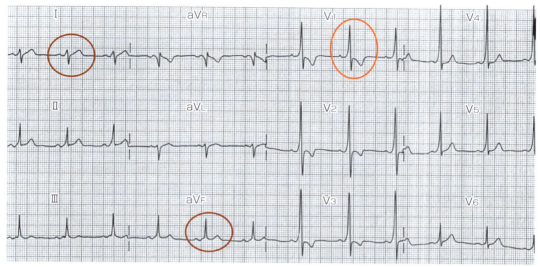

図 2-11　右軸偏位〔WPW 症候群（A 型）〕
　Ⅰ誘導は陰性で，aVF 誘導が陽性の右軸偏位を呈しています．ちなみに移行帯は特定できませんが，反時計軸回転といってよいでしょう．
（文献 2）より改変引用）

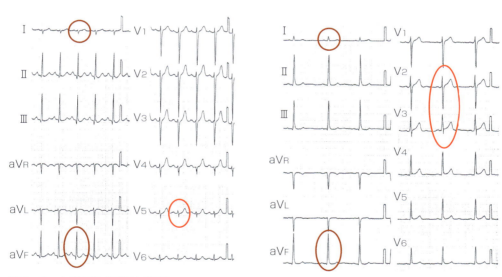

図 2-12　右軸偏位（気管支喘息）
　左図は気管支喘息の発作時の心電図です．頻脈ですが，Ⅰ誘導は陰性で，aVF 誘導が陽性の右軸偏位を呈しています．胸部誘導の R 波の増高不良を認め，移行帯も V5 と時計軸回転を示しています．
　右図は喘息発作の寛解後の心電図で，Ⅰ誘導，aVF 誘導はともに陽性の正常軸で，移行帯も V2〜V3 の間で，やや反時計軸回転の傾向にありますが，大きな問題はなさそうです．
（文献 3）より改変引用）

　一方，健常人でも，小児や，痩せて横隔膜が下垂して心臓が縦位（立位）を呈すると，右軸偏位を示します．疾患ではありませんが，右手と左手の電極を付け間違えても右軸偏位を呈することはすでに述べた通りです．

2. 移行帯異常を所見とする疾患(注目：章扉②)

移行帯の異常としては，時計軸回転と反時計軸回転があります．しかし，V_1 から V_5〜V_6 にかけての R 波が，連続して一定の割合で増高するか否かを評価することも忘れてはなりません．

2-1. 時計軸回転を呈する疾患

胸部の V_3〜V_4 誘導まで Q 波を形成すると時計軸回転を呈するので，慢性肺疾患や前壁(中隔)梗塞などが代表的な疾患です．

慢性肺疾患では，呼気障害により肺が過膨張することで横隔膜が下垂し，それに伴って心臓が下方偏移します．すると，前胸部誘導は心臓の基部を上から覗きこむように位置するようになり，起電力の乏しい心基部からの電位は減高して記録されるため，R 波の増高が不良になります．さらに，血行動態上，右室負荷が生じて右室が前方に偏位することで，時計軸回転が生じます(図 2-12 左)[3]．

前壁梗塞では，前壁を反映する V_3・V_4 誘導の R 波の減高や Q 波を呈するために，QRS 成分が陰性となり時計軸回転を呈します(図 2-13)[4]．

なお，最近の NIPPON DATA の報告では，「時計回り回転は心血管疾患死亡リスクと有意な正の関連を示した」としています[5]が，詳細は不明です．

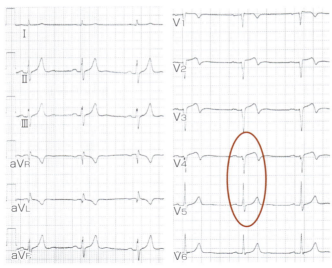

図 2-13　時計軸回転(前壁梗塞)
V_1〜V_4 誘導の R 波増高不良を認め，移行帯は V_4〜V_5 の間の時計軸回転を示しています．
(文献 4)より改変引用)

2-2. 反時計軸回転を呈する疾患

胸部の V_1〜V_2 誘導の R 波が増高すると，反時計軸回転を呈するので，右室肥大や後壁梗塞などが代表的な疾患です．

通常の記録では梗塞壊死巣の直上に位置する誘導で，ST 変化や Q 波が記録されます．しかし，標準12誘導では後壁に電極を装着しないため，後壁梗塞による Q 波は記録されません．しかし，その反対側である V_1・V_2 誘導では，対側性変化として ST 変化と増高した R 波が記録されるため，反時計軸回転を示します(図 2-14)．なお，このような心電図の対側性変化を鏡像現象(mirror image)とよんでいます．

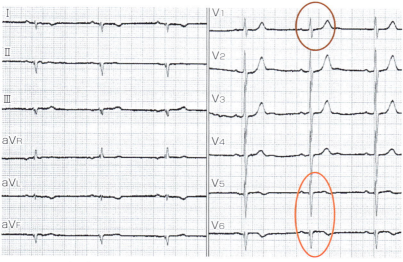

図 2-14　反時計軸回転（後壁梗塞）
　V1 誘導の R/S 比が 1 より大きく，移行帯は特定できませんが反時計軸回転といってよいでしょう．よく見ると，V5, V6 誘導の R 波の増高が不良で深い S 波を認めており，V1 から V6 に向かって R 波が増高するという正常パタンが崩れています．

2-3. R 波の増高不良を呈する疾患

　R 波増高不良では，R/S が 1 より大きくなりづらく，時計軸回転と同じ病態でも認められます．したがって呼吸器疾患（図 2-12 左）および前壁中隔梗塞（図 2-13）や拡張型心筋症（図 2-15）[6] など重要な疾患で認められます．また左室肥大でも V1～V3 の S が深くなり，r が低電位の R 波増高不良を認めます（図 2-16）．

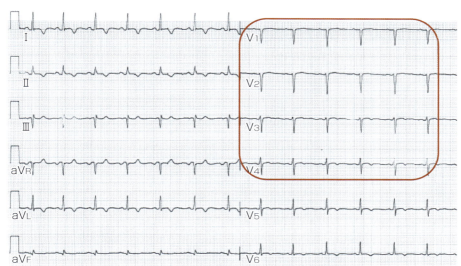

図 2-15　R 波増高不良（拡張型心筋症）
　赤い枠で囲んだように，V1 から V4 誘導への R 波の増高は 0.1 mV 未満と R 波増高不良を認めます．LVEF が 25％という拡張型心筋症で心筋壊死により起電力が失われたものと推察されます．
（文献 6) より改変引用）

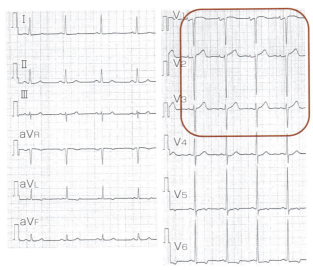

図 2-16　R 波増高不良（左室肥大）
　V₁ から V₂ 誘導への R 波の増高は 0.1 mV 未満にとどまり，V₃ 誘導の電位も 1 mV 以下で，R 波増高不良を認めます．高血圧の罹病期間が長く，左室肥大の影響と考えられます．

この章のまとめ

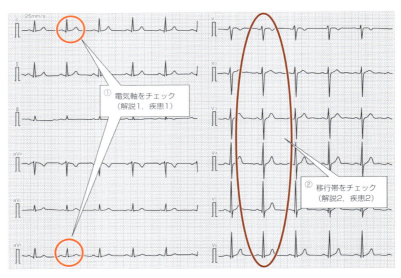

- 肢誘導から求められる電気軸と，胸部誘導から求められる移行帯から，おおよその心臓の電気的な位置を知ることができ，電気軸は I，aVF の 2 誘導から，移行帯は胸部誘導全体をざっと眺めることで評価が可能です．
- 電気軸は，肢誘導の I と aVF 誘導に着目して，両誘導の QRS 成分がともに陽性であれば正常軸を示します．I 誘導，aVF 誘導の QRS 成分がそれぞれ陰性，陽性であれば右軸偏位を示し，それぞれ陽性，陰性であれば左軸偏位を示します．
- 胸部誘導の R 波と S 波の比が 1：1 になる誘導を移行帯とよびます．
- 同時に，V₁ から V₅～V₆ にかけての R 波が，連続して一定の割合で増高するか否かを評価することも重要です．

●参考文献

1）市田　聡，代表．刺激伝導系．ハート先生の心電図教室 ONLINE．URL：http://www.cardiac.jp/view.php?target=conduction_system.xml
2）上嶋健治．特殊な伝導．ビギナーのための心電図便利帳．大阪：最新医学社，2016：123．
3）上嶋健治，佐藤文敏．1枚の心電図から何が考えられるか．日本医事新報　2001：4003：69．
4）上嶋健治．心筋梗塞．ビギナーのための心電図便利帳．大阪：最新医学社，2016：139．
5）Nakamura Y, Okamura T, Higashiyama A, et al. Prognostic values of clockwise and counterclockwise rotation for cardiovascular mortality in Japanese subjects: a 24-year follow-up of the National Integrated Project for Prospective Observation of Noncommunicable Disease and Its Trends in the Aged, 1980-2004（NIPPON DATA80）. Circulation 2012；125：1226-33．
6）上嶋健治．肥大．ビギナーのための心電図便利帳．大阪：最新医学社，2016：48．
7）上嶋健治．スキマで極意!! いつでもどこでも心電図判読88問．東京：克誠堂出版，2017：33-8．
8）市田　聡，代表．12誘導心電図の捉え方．ハート先生の心電図教室 ONLINE．URL：http://www.cardiac.jp/view.php?lang=ja&target=ecg_style.xml

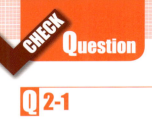

Q 2-1

心電図の軸と移行帯を求めてください．

Q 2-2

心電図の軸と移行帯を求めてください．心電図診断は何でしょうか？

問題心電図

Q 2-1

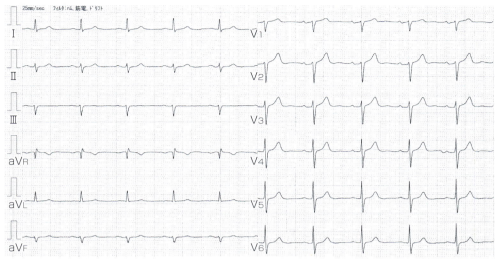

Q 2-2

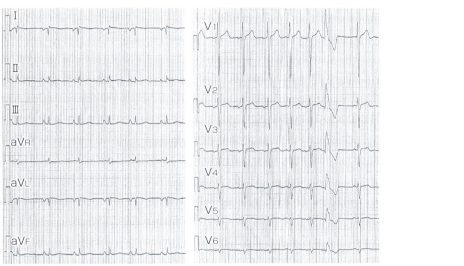

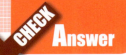

A 2-1　左軸偏位．移行帯は V5 で時計軸回転．

判読のポイントに従って，I，aVF，V1，V5 の 4 誘導を見ていきます．

肢誘導の QRS 成分は，I で陽性，aVF で陰性のため，電気軸は左軸偏位と評価できます．

一方，胸部誘導の QRS 成分は，V1 は陰性ですが，V5 では，R の高さと S の深さがほぼ同じ，すなわち，R/S＝1 であることから，移行帯は V5 で，時計軸回転と評価します．

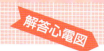

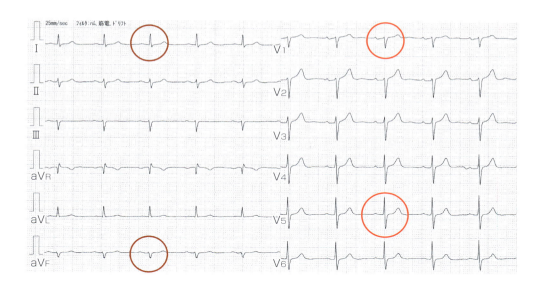

COLUMN-2　犬と散歩する人はこのうえなく幸福です 2

　ほぼ 3 年前から柴犬を飼い始めたのですが，そもそも柴犬が天然記念物であることを知り，たいへん驚きました．柴犬をはじめとする 6 種（柴／紀州／四国／甲斐／秋田／北海道）の日本犬は，「日本に特有な畜養動物」として国の天然記念物に指定されています．指定の目的は種の保存なので，誰でも飼育や繁殖が可能な飼える天然記念物になっています．

　愛するものと同じ時間を共有できることはこのうえない幸福ですが，そのような機会に恵まれることは通常ありません．しかし，1 日に 2 回の散歩で 1 時間程度も「愛犬」と時間を共有できるということは最上級の喜びではないでしょうか．しかも，共有する相手が天然記念物と思うと散歩も格別な気持ちになるものです．

　あるとき，愛犬との散歩がいかに楽しいものかということを話していると，飲み仲間の一人から，「愛犬との散歩がそんなに楽しいものなら，愛人との散歩ならもっと楽しくなるんじゃないの」と，茶々を入れられました．簡単に「然り」というわけにはいきません．

　　　　犬よりも　人ならなお良し　友が言い

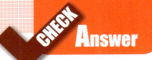

A 2-2　右軸偏位．移行帯は認められず，右胸心と診断．

　この設問でも，I，aVF，および V1，V5 の 4 誘導を見ていきます．

　肢誘導の QRS 成分は，I で陰性，aVF で陽性のため，電気軸は右軸偏位と評価できますが，ここで，I の P 波が陰性であることにも注目してください．このような状況で疑う病態は，①右手・左手の電極の付け間違い，②右胸心です．

　もし，この心電図記録が単なる右手・左手の電極の付け間違いとすると，胸部誘導には異常はなく，通常は移行帯を特定することが可能になるはずです．そこで，胸部誘導の V1 と V5 に目を移すと，その QRS 成分は，V1 でも V5 でも陰性です．しかも，R の高さと S の深さがほぼ同じとなる誘導は見いだせず，移行帯を評価することができません．これらの所見から，この心電図記録は右胸心と診断することが可能です．

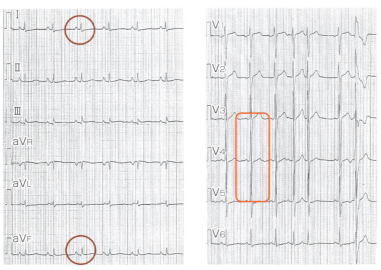

参考図 1　電極を付けかえた右胸心の心電図
（文献 7）より改変引用）

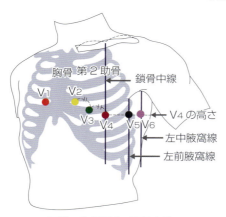

通常の胸部誘導の記録方法

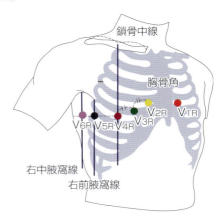

右側胸部誘導の記録方法

参考図 2　胸部誘導の記録方法
（文献 7)8)より改変引用）

ちなみに，**参考図1**[7]は，本症例の右手と左手の電極を付け替えて，さらに右側胸部誘導を記録したものです．肢誘導のQRS成分は，ⅠもaVFも陽性で，正常電気軸と評価され，胸部誘導のQRS成分は，V1は陰性，V5で陽性ですので，ほぼ正常であり，V4付近に移行帯のあることが確認されました．

なお，**参考図2**[7)8)]には，通常の胸部誘導の記録方法と右側胸部誘導での記録方法を示しました．V3RからV6Rという名称は，左側のV3からV6誘導を左右対称に右胸壁上で記録するときの約束事です．したがって，V1はV2Rと言い換えることも可能です（通常そのような言い換えはしませんが……）．ただし，右胸心であっても，右手と左手の電極は付け替えず，V1とV2も通常通り記録するという成書もあります．

いずれにせよ，右胸心であっても，いったんは標準12誘導を記録し，その後に工夫して通常の判読が可能な波形にアレンジすることが重要です．

解答心電図

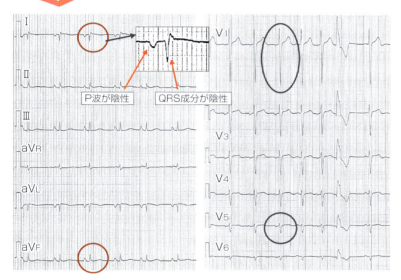

第3章 P波・PQ間隔をチェック

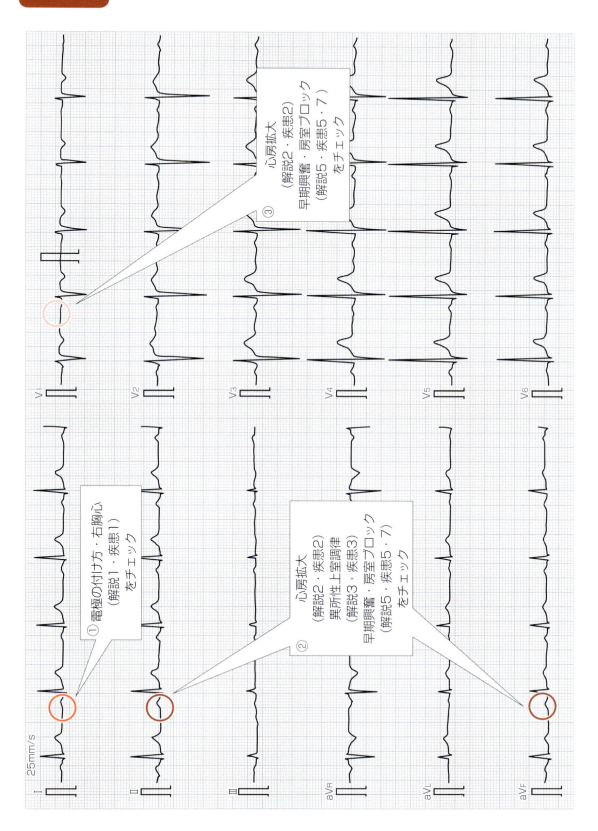

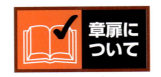

本章以降で，いわゆる心電図所見として注意しなければならない多くの事象を学習していきます．心電図判読で最も重要なことは，大きな見落としをしないということです．そのためには，所見の有無を「系統的」に評価することが大切です．最も簡単な「系統的判読法」は，アルファベット順にP波からU波までもれなく所見の有無を確認することです．

本章では，P波・PQ間隔とその周辺情報の評価方法を解説し，具体的にどのような心電図所見が確認できるかを概説します．P波の形状からは心房拡大，電極の付け間違い，PQ間隔の計測により，房室ブロック，早期興奮症候群などが明らかになります．これらの評価においては，主にI，aVF，V1の3誘導を基準にし，さらにはII・III誘導を参考にすることで基本的な判読が可能です．

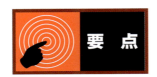

1. P波の形状の評価

P波を評価するためにはP波が明瞭に描出される誘導で評価することが重要です．P波は心房の電気的興奮を表現するものですが，心房には右房と左房があるため，12誘導心電図では，右房興奮によるP波と左房興奮によるP波とが合成されたものが記録されます．言い換えれば，洞結節は右房にあるため右房の興奮が先行し，引き続いて生じる左房の興奮が融合してP波が形成されます．すなわち，右房から左房に興奮が伝播するP波は，通常左手が陽性で右手が陰性の双極肢誘導のI誘導では陽性波形として記録されます（図3-1）[1]．

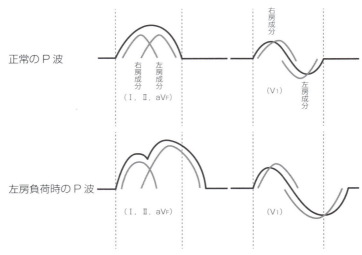

図3-1 P波の成因
P波は先行する右房の興奮による波と，引き続いて生じる左房の興奮の波とが融合して形成されます（上段）．したがって，左房負荷時（下段）には左房由来のP成分が大きくなるため，正常のP波（上段）に比べてP波全体が延長し，P波の後半成分もI・II・aVF誘導では増高し，V1では深くなります．
（文献1）より許諾を得て改変転載）

次に，V1誘導は心房に最も近い誘導で，心房からの情報を多く伝えてくれるため，心房の状況を評価するにはV1誘導に着目します．同時に，洞結節は右房の上部にあり，心房の興奮は下部の房室結節に向かうので，P波は心臓を下部から見るaVF（Ⅱ・Ⅲ）誘導にも着目します．すなわちP波の形状の評価には，ⅠとV1およびaVF（Ⅱ・Ⅲ）誘導に注意することが第一歩です．

その他にも，P波を見ることで，電極の付け間違いや異所性上室調律およびペースメーカ心電図などを確認することもできます．

2. PQ間隔の評価

洞結節からの刺激は，前・中・後結節間路という3つの結節間路を中心に心房を伝播して房室結節に至ります．房室結節に入った刺激は急に遅くなりますが，その後His束から左右の脚には再び速度を増して伝わります（図2-1）．

心電図上のPQ間隔は，洞結節が興奮してから心房興奮を経て，心室が興奮するまでの房室伝導の時間を表します．この時間が正常よりも長くなれば房室ブロックを考え，正常よりも短くなれば早期興奮症候群を考えます．

なお，房室ブロックはその重症度により1～3度に分類されます．1度房室ブロックはPQ間隔が延長するのみで，1つのP波には1つのQRS波が必ず対応します．2度房室ブロックではP波の後にQRS波が欠落してしまい，1つのP波には1つのQRS波が対応しない場合があります．3度（完全）房室ブロックでは，P波とQRS波が独立してお互いの固有のリズムで現れるものです．したがって，PQ間隔を評価する際には，同時にP波とQRS波との対応にも注意を払う必要があります．

また，学習すべき早期興奮症候群にはWPW（Wolff-Parkinson-White）症候群とLGL（Lown-Ganong-Levine）症候群があります．いずれも頻拍症の原因となるので，注意が必要です．

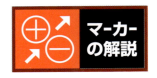

1. まずⅠ誘導のP波に着目(注目：章扉①) ❀❀❀❀

　Ⅰ誘導ではP波は陽性波形として記録されることはすでに述べた通りです(図2-6, 図3-2)．そこで，陰性に記録されていた場合には，まず，右手と左手の電極の付け間違い，次に，右胸心を考えるべきです．

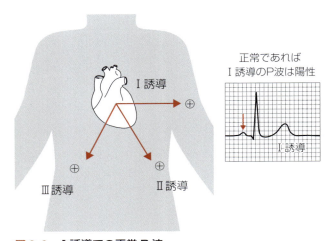

図 3-2　Ⅰ誘導での正常P波
　Ⅰ誘導は左手が陽性で右手が陰性の双極肢誘導のため，右房から左房に興奮が伝播するP波は，陽性波形として記録されます．

2. 心房拡大の評価はV₁誘導とⅡ・Ⅲ・aV_F誘導に着目(注目：章扉①，②) ❀❀❀❀

　V₁誘導は胸部誘導で唯一体幹の右側に位置するため(図1-4)，右房の興奮は陽性の波として捉えられます(図3-1)．しかし，左房の興奮はV₁誘導からは遠ざかることになり，陰性の波として捉えられます(図3-1)．その結果，V₁誘導のP波は最初が上向きで次に下向きに振れる二相性の波形を示します．
　したがって，V₁誘導のP波の前半の陽性成分が後半の陰性成分に比して不釣合いに大きい場合には，右房拡大を疑います．そして，右房拡大を疑ったならば，次にaV_F(Ⅱ・Ⅲ)誘導のP波に着目します．もし，Ⅱ・Ⅲ・aV_F誘導のP波が尖鋭化し，0.25 mV以上の波高があれば，右房拡大と判定します．図3-3の模式的な心電図では，V₁誘導のP波には陽性成分しか認めず，しかもaV_F(Ⅱ・Ⅲ)誘導のP波が増高しているので，右房拡大の診断が可能です．ここで重要なことは，基本的にaV_F誘導の所見を評価する際には，同時にⅡ・Ⅲ誘導も評価することです．これは，Ⅱ・Ⅲ・aV_Fの3つの誘導が心臓を下面から評価するため(図2-2, 2-3)，3誘導に同様の所見があるか，すなわちその連続性に注目することでより診断精度が高まるからです．

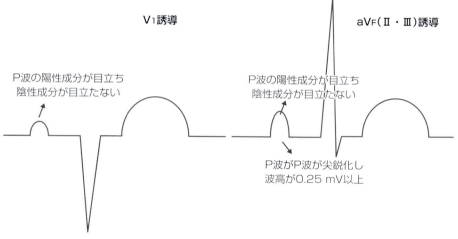

図 3-3 　右房拡大
aV_F（Ⅱ・Ⅲ）誘導の P 波が尖鋭化して 0.25 mV 以上の波高を示す．また，V₁ 誘導の P 波は陽性成分が目立ち，後半の陰性成分は目立ちません．

　一方，aV_F（Ⅱ・Ⅲ）誘導の P 波の幅が延長し，V₁ 誘導の P 波の後半の陰性成分が前半の陽性成分に比して不釣合いに大きい場合には，左房拡大を疑います（図 3-1 下段）．その時に，P terminal force（Morris index）という概念が役立ちます（図 3-4）[1]．

P terminal force は，

　　V₁ 誘導の P の陰性部分の幅×P 波の陰性部分の深さ

で表されます．この指標が 0.04 mm・秒以上あれば左房拡大と判定します．

　大まかには，1 mm×1 mm 方眼相応の陰性部分があれば，左房拡大という理解で十分です．

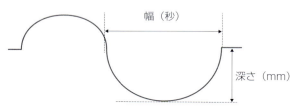

図 3-4 　P terminal force
V₁ 誘導の P 波の陰性部分の幅と深さの積を P terminal force または Morris index と表現します．この指標が 0.04 mm・秒以上あれば左房拡大の所見と考えます．

　なお，2018 年に異常心房基質（abnormal atrial substrate）を有し，左房心内膜の異常から左房内血栓を来しやすくなる病態である atrial cardiopathy のマーカーの 1 つに P terminal force が取り上げられ，虚血性脳卒中の発症と有意に関連することが報告されています[2]．

　また，P 波のみを評価して左房・右房の心房拡大の判定に用いる指標として，Macruz index があります（図 3-5）[1]．この指標は以下の基準によって評価します．

　　Macruz index＝P 波の幅（Pw：時間）／P 波の終末から Q 波の始点までの時間（PQ'）

　正常の Macruz index は，1.0 以上で 1.6 以下とされています（図 3-5　1 段目）．しかし，右房拡大時に

はP波の幅は延長しませんが、右房の拡大に伴い刺激伝導路が延長するのでPQ間隔は延長します。したがって、右房拡大時には Macruz index は、1.0 未満に低下します(図3-5 2段目)。一方、左房拡大時にはP波の幅は延長しますが、左房の拡大が生じても刺激伝導路は影響を受けません。したがって、左房拡大時に Macruz index は、1.6 以上に増加します(図3-5 3段目)。ただし、右房・左房の両心房拡大の場合には注意を要します。すなわち、右房拡大によるPQ間隔の延長と、左房拡大によるP波の幅の延長とが相殺しあい、Macruz index は偽正常化してしまいます(図3-5 4段目)。

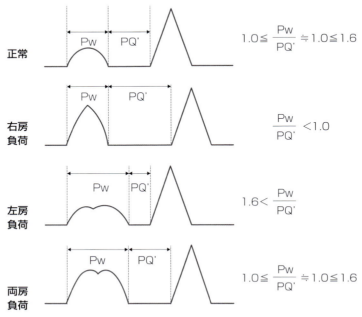

図 3-5　Macruz index
　Macruz index は、正常では 1.0 以上で 1.6 以下ですが、右房拡大時には 1.0 未満に低下し、左房拡大時には 1.6 を超えて増加します。ただし、両房拡大の場合には右房拡大によるPQ間隔の延長と左房拡大によるP幅の延長とが相殺しあい、偽正常化します。
(文献 1)より許諾を得て改変転載)

3. さらに aVF 誘導では(注目：章扉②)

　aVF(Ⅱ・Ⅲ)誘導で陰性のP波を認めることがあります。臨床的には大きな意味合いはありませんが、洞結節以外の上室由来の刺激を、異所性上室調律とよぶことがあります。後に詳述します。

4. 特殊なP波の形状(ペースメーカ心電図)

　徐脈性不整脈に対してペースメーカの植え込みが適応になる場合があります。ペースメーカ治療を受けた患者さんは、ペースメーカからの電気刺激が心臓を収縮させるため、特殊な心電図波形を呈します。その特徴はペースメーカによるスパイク(電気刺激)と、それに引き続く心房(室)の心電図記録です。特徴的な波形は後述します。

5. PQ 間隔の評価はⅠ・aVF 誘導と V1 誘導で十分(注目：章扉①, ②, ③)

　PQ(PR)間隔はP波の始まりからQRS群の始まりまでの時間のことです(図1-13)。したがって、P波の描出が明瞭な誘導で評価されるべきで、すでに述べたようにⅠ, aVF(Ⅱ・Ⅲ), V1 誘導がそれに相当します。

5-1. PQ 間隔の延長

PQ 間隔の正常値は 0.22 秒以内なので，0.25 秒以上（記録紙の最も小さい 1 mm 方眼の 6 つ分より大きい）の延長は 1 度房室ブロックの状態にあると考えられます（図 3-6）[3]．なお，すでに述べたように，1 度房室ブロックでは PQ 間隔は延長しますが，P 波の後に QRS 波が欠落することはなく，1 つの P に対して 1 つの QRS が対応します．

2 度および 3 度房室ブロックについては後述します．

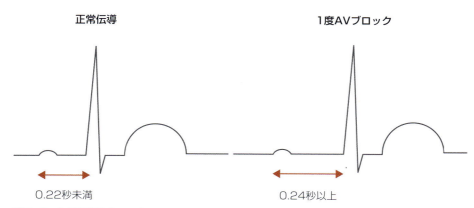

図 3-6　1 度房室ブロック
　PQ 間隔が 0.24 秒以上に延長しますが，P 波の後の QRS 波は欠落することなく，1 つの P に対して 1 つの QRS が対応します．

5-2. PQ 間隔の短縮

生理的には洞結節からの刺激が房室結節を経由して，刺激伝導系を通って心室に伝播する経路が，電気刺激が最も速く伝わる伝導経路です．しかし，心室が心房（房室結節周辺）から心室への副伝導路を介して，より早期に興奮する場合があります．このような病態を呈する一連の疾患群を早期興奮症候群とよび，このとき PQ 間隔は 0.11 秒以内（目盛りで 3 マス未満）に短縮しています．

頻度の高いものには WPW 症候群と LGL 症候群があります．WPW 症候群では QRS の立ち上がりがなだらかに見える特徴的な Δ（デルタ）波が認められます（図 3-7）．一方，LGL 症候群では，特別な所見はなく PQ 間隔が短縮しています．

なお，よく知られた副伝導路には次の 3 つが挙げられます．①Kent 束：心房から直接心室へ向かう副伝導路で WPW 症候群の原因となります．②James 束：心房から房室結節下部または His 束へ向かう副伝導路で LGL 症候群の原因です．③Mahaim 線維：房室結節，His 束または脚から心室へ向かう副伝導路ですが，かつて異型 WPW 症候群とよばれた病態の一部に相当すると考えられています．

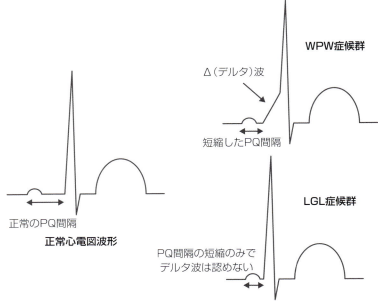

図 3-7　早期興奮症候群
　PQ 間隔が 0.11 秒以内に短縮し，心房（房室結節周辺）から心室への副伝導路を介してより早期に心室を興奮させる病態を早期興奮症候群とよびます．代表的なものには，デルタ波を伴う WPW 症候群とデルタ波を伴わない LGL 症候群がありますが，いずれもしばしば頻拍発作を合併します．

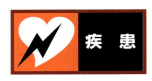

P 波や PQ 間隔の異常を示す疾患

1. 右胸心

　Ⅰ誘導で陰性の P 波が記録されている場合には，右手と左手の電極の付け間違い，および右胸心が疑われます．もちろん頻度としては，電極の付け間違いのほうが高くなります．

　図 3-8 に右胸心の心電図を示します．Ⅰ誘導の P 波も陰性ですが，それだけでなく QRS 波形はⅠ誘導で下向き成分，aVF 誘導では上向き成分が強く，極端な右軸偏位を呈しています．さらに R/S＝1 となる移行帯も見当たらず，むしろ V₃ から V₆ へと左側の誘導に移行するにつれて R 波高が減高していることから，単なる右手と左手の電極の付け間違いではなく，心臓の位置異常である右胸心を疑います．

　なお，右胸心の患者さんでは標準 12 誘導の記録だけでは他の心電図所見の判読は困難です．そこで，右胸心の場合には特別な心電図の記録方法が提案されています．まず，通常の四肢誘導と胸部誘導を記録します．その後，胸部誘導の V₃，V₄，V₅，V₆ 電極を対称の右側に移して（四肢誘導および V₁ と V₂ の電極位置は変えません）記録します[4]．図 3-9 はこのようにして記録した心電図です．見慣れた通常の胸部誘導の V₃〜V₄ 付近に移行帯のあることが確認されます．

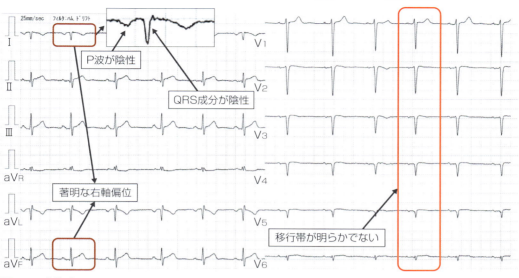

図 3-8 右胸心
　Ⅰ誘導の P 波・QRS 成分が陰性で，右軸偏位を呈しています．移行帯も同定できないことから右胸心を疑います．

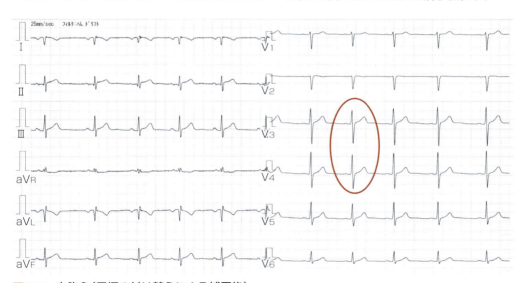

図 3-9 右胸心（電極の付け替えによる補正後）
　肢誘導・V₁・V₂誘導の電極の位置はそのままで，胸部誘導の V₃～V₆ を V₃R～V₆R に置き換えての記録です．その結果，高電位差になってしまい全体の記録が 1/2 の較正になり，やや元の心電図とイメージが異なりますが，V₃・V₄ 付近に移行帯があることが明らかになっています．

2. 心房拡大（MEMO3-1）

2-1. 右房拡大を来す疾患

　心房の拡大には，圧負荷による拡大と容量負荷による拡大があります．

　右房の圧負荷は，三尖弁狭窄症や右室の拡張末期圧が上昇する病態で生じます．肺動脈弁狭窄症・肺動脈弁逆流および原発性肺高血圧症や肺塞栓症など，右室に長期に負荷がかかった結果でも生じます．

MEMO3-1　心房拡大を呈する P 波の呼称

　右房拡大の特徴的なⅡ・Ⅲ・aVF 誘導の尖鋭化した P 波は，肺疾患に見られることが多いので，肺疾患の有無にかかわらず「肺性 P」と呼ばれることがあります．また，左房拡大の特徴的な V₁ の P 波は僧帽弁疾患に見られることが多いので，やはり僧帽弁疾患の有無にかかわらず「僧帽性 P」とよばれることがあります．

右房の容量負荷は，心房中隔欠損症や三尖弁逆流で生じます．前者では，欠損した心房中隔を通して左房から右房に血液が流れる結果，右房の充満血流量が増えて容量負荷を生じます．後者では，上・下大静脈から右房に流入する血流と右室から右房に逆流する血液とが心房の拡張時に右房を過剰に充満させる結果，容量負荷を生じます．

　他にも，肺循環は呼吸器と密接に関連するため，体循環系に問題がない場合でも，気管支喘息，慢性気管支炎，肺気腫などの閉塞性の呼吸器疾患でも心電図異常が認められます．図3-10に肺気腫患者の右房拡大の実例を示します．V1誘導のP波には陽性成分しか認めず，しかもaVF（Ⅱ・Ⅲ）誘導のP波が増高していることを確認してください．

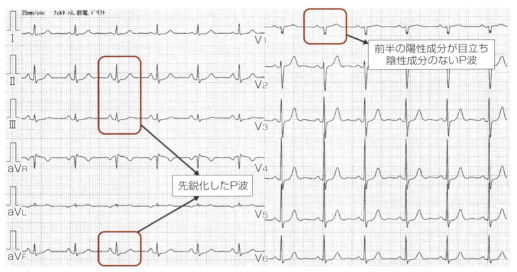

図 3-10　右房拡大（肺性 P 波）
　V1誘導のP波は陽性成分のみで後半の陰性成分がなく，しかも，aVF（Ⅱ・Ⅲ）誘導のP波が尖鋭化して0.25 mV以上の波高があるため，右房拡大の所見と考えます．

2-2. 左房拡大を来す疾患

　左房の圧負荷を来す疾患には僧帽弁狭窄症や，左室に負荷がかかることで左室の拡張末期圧が上昇する大動脈弁狭窄症・大動脈弁逆流および高血圧症などがあります．

　左房の容量負荷を呈する代表的疾患は，僧帽弁逆流です．肺静脈から左房に流入する血流と左室から左房に逆流する血液が心房の拡張時に左房を過剰に充満させて，左房の容量負荷を生じます．

　図3-11に僧帽弁狭窄症による左房拡大の典型例を示します．aVF（Ⅱ・Ⅲ）誘導のP波の幅が延長し，V1誘導のP波では，前半の陽性成分に比して後半の陰性成分が幅広く，かつ深いことに着目してください．ちなみに，P terminal forceを計算すると，0.12秒×2.0 mmで0.24となり，通常は0.04以上に大きくなった場合に左房拡大と判定するため，重度の左房拡大と判読できます．

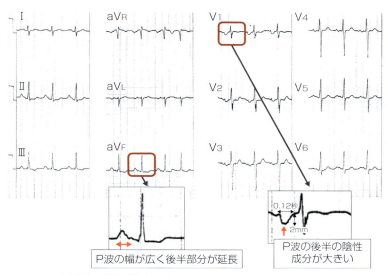

図 3-11　左房拡大(僧帽性 P 波)
　aV$_F$(Ⅱ・Ⅲ)誘導の P 波が幅広で，V$_1$ 誘導の P 波の前半の陽性成分に比して後半の陰性成分が大きく，左房拡大の所見と考えます．

3. 異所性上室調律

　異所性上室調律では，aV$_F$(Ⅱ・Ⅲ)誘導で陰性の P 波を認める場合があります(図 3-12)．歴史的にはこのような形状の陰性 P 波について，その起源を推定して PQ 時間が 0.12 秒以上の場合を冠静脈洞調律，0.12 秒未満の場合を房室接合部調律とよぶことがありました．また，Ⅰ，V$_6$ で陰性 P 波を認める場合を左房調律とよぶこともありました．

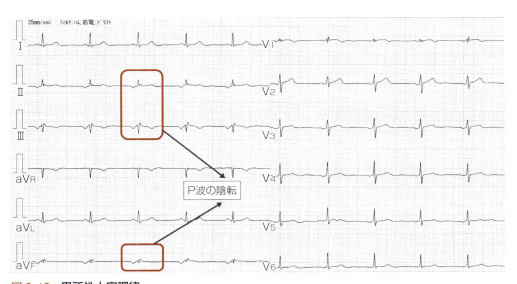

図 3-12　異所性上室調律
　aV$_F$(Ⅱ・Ⅲ)誘導で P 波が陰転化しており，洞結節由来の P 波ではなく，他の上室由来の刺激と考えられます．

　しかし，厳密には，これらの場所以外から発生した刺激によっても上記のような名称の P 波を呈するので，洞結節以外の上室由来の刺激を一括して，異所性上室調律とよぶほうが正確な表現といえるでしょう．

4. ペースメーカ心電図

図3-13にペースメーカの12誘導心電図を示します．V₅誘導で，心房ペーシングのスパイクとそれに伴うごく小さなP波，および心室ペーシングのスパイクとそれに伴う幅の広いQRS波を認めています．

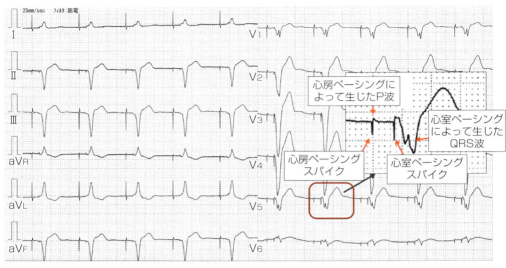

図3-13 ペースメーカ心電図
心房刺激スパイクの後にP波を認め，心室刺激スパイクの後にQRS波を認めます．

ペースメーカの設定状況を示す「モード」は，北米心臓ペーシング・電気生理学会(North American Society of Pacing and Electrophysiology：NASPE)と英国心臓ペーシング・電気生理学会(British Pacing and Electrophysiology Group：BPEG)が提唱した識別コードを使うことが一般的です．NASPE/BPEGの両学会の名称から通常NBGコードとよばれています．このモードには以下の5つがあり，それぞれを5つのアルファベットで表現します(表3-1)．最初の3文字は徐脈に対する機能を，後の2文字はプログラム性や頻拍治療への機能を示しますが，最初の3文字がペースメーカ機能を表現するために特に重要です．

表3-1 NGB分類

	徐脈への対応			プログラムやその他の特殊機能	
位置	I	II	III	IV	V
作用	ペーシング部位	センシング部位	センシング時反応様式	プログラム機能	抗頻拍機能
分類	O=なし A=心房 V=心室 D=両室(A+V)	O=なし A=心房 V=心室 D=両室(A+V)	O=なし T=同期型 I=抑制型 D=両室(A+V)	O=なし P=単純プログラム M=複数プログラム C=テレメトリー R=ペーシングレート変化	O=なし P=ペーシング S=ショック D=両室(P+S)

最初のアルファベット(I)はペーシング部位(刺激部位)を，(II)はセンシング部位(感知部位)を，(III)はセンシング時の反応(応答様式)を示します．第1文字目と第2文字目は，対象部位が心房の場合は「A」(atrium)，心室の場合は「V」(ventricle)，その両者を対象とする場合は「D」(dual)，どちらも含まない場合は「O」(none)で表されます．また第3文字目は，心電位が検出された場合に次の刺激を抑制する機能を「I」(inhibited)，これに同期して，ただちにまたは一定の遅延時間後に刺激を発生する機能を

「T」(triggered)，その両者の機能をもつ場合は「D」(dual)，どちらも含まない場合は「O」(none)で表します．

たとえば，VVIであれば，V：刺激位置は心室のみで，V：心室からの刺激を感知し，I：心室の自己波が出れば電気刺激せず，心室の自己波が出なければ設定されたリズムで電気刺激を行うモードであることを意味します．

図3-14に心室拍数が70拍/分で設定されたVVIの心電図を示しました．胸部誘導の3拍目は自己の心拍で，これを感知したため心室ペーシングは1回休止しています．そして次には自己心拍を認めなかったため，設定された心室拍数が70拍/分で拍動するように，再び心室ペーシングが始まっています．なお，肢誘導の最後の心拍のQRS波にもペーシングスパイクを認めますが，QRS波の幅は狭く（ただし，aVLではわずかにノッチを認めています），自己心拍波形とペーシング波形との融合波形と考えられます．

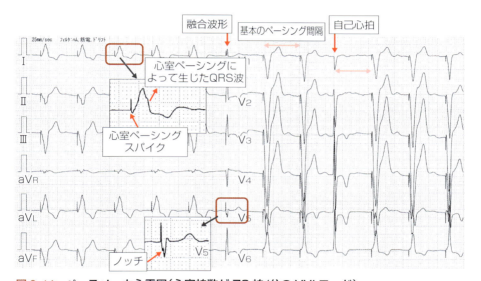

図3-14　ペースメーカ心電図（心室拍数が70拍/分のVVIモード）
胸部誘導では自己心拍の感知を，肢誘導では自己心拍とペーシングとの融合波形を認めます．

ペースメーカ心電図の判読で重要なことは，ペースメーカの作動異常，すなわちペースメーカ不全を見落とさないことです．このペースメーカ不全は大きく分けて，ペースメーカが電気刺激を発しても心臓が興奮（収縮）しないペーシング不全と，ペースメーカが自己心拍を異常認識するセンシング不全に分けられます．

まず，ペーシング不全は，ペースメーカが電気刺激を発しても，P波やQRS波がつくられず，心室の収縮が起こらない状態です（図3-15）．心臓内での電極の接触不良やリードの損傷などの原因が考えられます．なお，図3-15〜17の模式図は，判りやすくするためにVVIモードのペーシングで，心室拍数が60拍/分に設定されたものとしています．

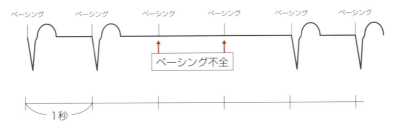

図 3-15　ペーシング不全
　ペーシング刺激は認めるものの心室興奮が伴わない状況をペーシング不全とよびます．

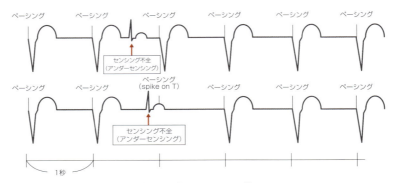

図 3-16　センシング不全（アンダーセンシング）
　先行する心室興奮（QRS 波）を感知できず，ペーシング刺激が抑制されない状況をセンシング不全（アンダーセンシング）とよびます．

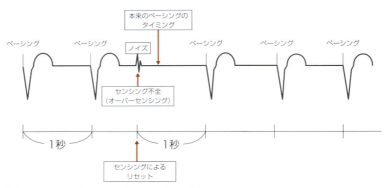

図 3-17　センシング不全（オーバーセンシング）
　心外由来のノイズを過剰に認識してしまい，ペーシングスパイクが抑制されてしまう結果，設定された心拍数でのペーシングができない状況をセンシング不全（オーバーセンシング）とよびます．

　一方，自己心拍の認識異常であるセンシング不全には大きく2つのタイプがあり，一つはP波やQRS波を感知しないアンダーセンシングであり，もう一つはP波やQRS波以外にもT波や筋電図あるいは他のノイズを自己のP波やQRS波と誤って過剰にセンシングしてしまうオーバーセンシングです．

　図 3-16 はアンダーセンシングの模式図です．上段では，3拍目に自己心拍を認めるものの，ペースメーカはそれを感知せず心室をペーシングしています．図 3-14 の自己心拍を感知した実例と比較すると理解しやすいかと思います．また，下段のようにアンダーセンシングの結果，心室へのペーシングスパイクが自己心拍のT波の上に来ることもあります．これは，後述する致死的不整脈を誘発する心室性期外収縮の中のR on Tに匹敵するもので，spike on Tとよばれています．この状況では心室細動な

どを誘発する危険があります．

一方，図3-17はオーバーセンシングの模式図です．胸筋の筋電図や横隔膜電位などの心外由来のノイズを心室内電位と誤認識することで，心室ペーシングが過剰に抑制されてしまう状況です．オーバーセンシングが持続した状況では，心停止に至る懸念があります．

ちなみに，NBGコードの残り2つのうち，(IV)は可能なプログラム機能を，(V)は不整脈への特殊な機能を示しています（表3-1，MEMO3-2）．

5. 房室ブロック ✿✿✿✿

5-1. 1度房室ブロック

1度房室ブロックでは房室伝導時間は延長するものの，1つのP波には必ず1つのQRS波が対応します．図3-18はPQ間隔が0.28秒（7目盛り）に延長していますが，P波にはQRSが対応しており，欠落はありません．

> **MEMO3-2　多機能型ペースメーカ**
>
> 最近のペースメーカは，従来の徐脈性不整脈への心拍のバックアップという役割だけでなく，心室再同期機能や除細動機能など多機能化しています．心室再同期療法（cardiac resynchronization therapy：CRT）とは，右心房と右心室に挿入される電極以外に左心室にも電極を挿入して，左右の心室の興奮のずれを矯正するもので，心不全患者の血行動態を改善します．また，心室頻拍や心室細動などの致死的不整脈を生じる患者さんには，植え込み型除細動器（implantable cardioverter defibrillator：ICD）としての除細動機能をあわせもったペースメーカが適応となります．

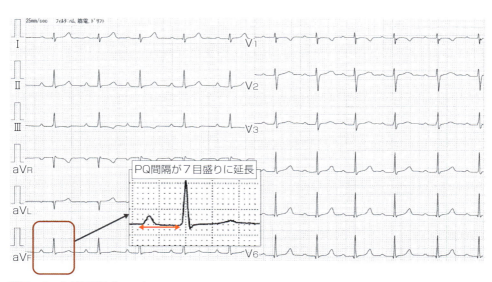

図3-18　1度房室ブロック
PQ間隔の0.24秒以上の延長は，房室伝導に遅延のある病的状態と考えられるため1度房室ブロックとよびます．

5-2. 2度房室ブロック

房室伝導の障害が進行すると，P波とQRS波という対応が失われて，P波の後のQRS波が欠落することがあります．図3-19の心電図記録では，左から6拍目に予想されるQRS波が記録されておらず，P波だけが記録されています[3]．しかも，よく見ると1拍目からPQ間隔が徐々に延長して最後にはQRS波が欠落し，その後もPQ間隔が徐々に延長するという状態を繰り返しています．このように，PQ間隔が徐々に延長してからQRS波が欠落する2度房室ブロックをWenkebach型（MobitzⅠ型とも）とよびます．

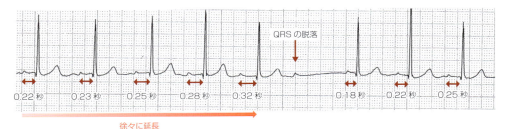

図 3-19　Wenkebach 型（Mobitz I 型）2 度房室ブロック
　PQ 間隔が徐々に延長した結果，1 つの P 波には 1 つの QRS 波という対応がくずれて QRS 波が脱落しています．
（文献 3）より改変引用）

　一方，図 3-20 では，左から 2，4，6，8，10，12 個目の P 波には QRS 波が伴っていません．すなわち，P 波が 2 つに対して QRS 波が 1 つ欠落しており，これを 2：1 ブロックとよびます．同様に，P 波が 3 つに対して QRS 波が 1 つ欠落する時は 3：1 ブロック，P 波が 4 つに対して QRS 波が 1 つ欠落する時は 4：1 ブロックとよびます．3：1 ブロック以上に伝導比が悪いブロックを高度房室ブロック（advanced AV block）とよび，2 度房室ブロックの中でも重篤な病態と位置づけることもあります．

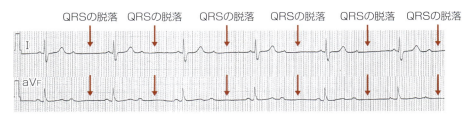

図 3-20　PQ 間隔の延長のない 2 度房室ブロック
　房室伝導があると考える PQ 間隔は正常で一定ですが，PQ 間隔の延長なしに突然 QRS 波が欠落しています．2：1 伝導の 2 度房室ブロックと考えられます．

　なお，2：1 ブロックでは，PQ 間隔が徐々に延長してから QRS 波が欠落したのか，PQ 間隔の延長なしに QRS 波が欠落したのかを判断することはできません．図 3-21 の心電図記録は，肢誘導は 2：1 ブロック様ですが（厳密には 1，5 個目の P' 波は他の P 波といくぶん形が異なります），胸部誘導では PQ 間隔の延長なしに QRS 波が欠落する様子が記録されています．このように，PQ 間隔の延長なしに QRS 波が欠落する病態を Mobitz II 型の 2 度房室ブロックとよびます．

　Wenkebach 型に比べて，Mobitz II 型のほうが予後は不良で，早期にペースメーカの植え込みを検討すべき症例もあります．

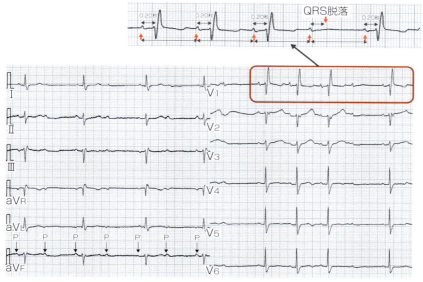

図 3-21 MobitzⅡ型の 2 度房室ブロック
　胸部誘導の心電図は PQ 間隔の延長なしに突然 QRS 波が欠落していることから，2：1 伝導の MobitzⅡ型の 2 度房室ブロックと診断できます．なお，電気刺激の伝導状態を考えると，後述する完全右脚ブロックで左軸偏位を呈し，2 枝ブロックパタンを示している所見も重要です．

5-3. 3 度房室ブロック（完全房室ブロック）

　さらに房室伝導の障害が進行すると，心房からの刺激が心室に伝わらず，P 波と QRS 波はお互いにまったく無関係に固有のリズムで現れます．多くはペースメーカの植え込みの適応になります．
　図 3-22 の心電図では，P 波（↓）は一定間隔で規則的に認めていますが，心房からの刺激が心室に伝わらず，P 波と QRS 波がまったく無関係にお互いの固有のリズムで記録されています．QRS 波（↑）も一定間隔で規則的に認めますが，心拍数は 30 台の徐脈を呈しています．

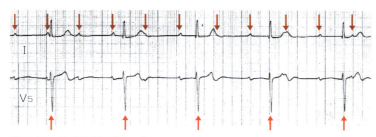

図 3-22　3 度房室ブロック
　P 波（↓）と QRS 波（↑）は，まったく無関係にお互いの固有のリズムで記録されています．心房からの刺激が心室に伝わらず，心拍数も 30 台の徐脈を呈する 3 度房室ブロックです．

　場合によっては図 3-23 のように，心室は心室起源の固有リズムで収縮するため，QRS 波の幅が広い脚ブロックパタンを示すことがあります．

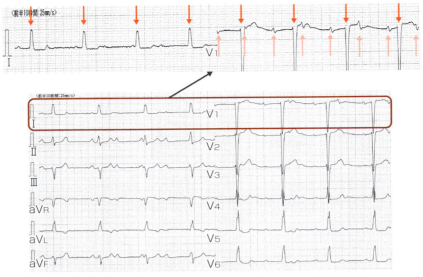

図 3-23　3 度房室ブロック
　P 波と QRS 波が固有のリズムで記録されている 3 度房室ブロックです．この記録では，心室固有の電気刺激の発生源が右室側にあるため，QRS が左脚ブロックパタンを示しています．

6. 房室解離

　図 3-24 の心電図は，P 波が QRS 波に埋没しており見づらいところもありますが，基本的には確認できる P 波（↓）は QRS 波に伝導していません[5]．したがって，P 波と QRS 波がお互いの固有のリズムで収縮する 3 度房室ブロックと診断してよさそうに思えます．しかし，よく見ると，3 度房室ブロックにしては心拍数が徐脈ではないこと，胸部誘導の右の 3 つの P 波（↑）は QRS 波に伝達しているようにも見えます．このような心電図を房室解離とよびます．

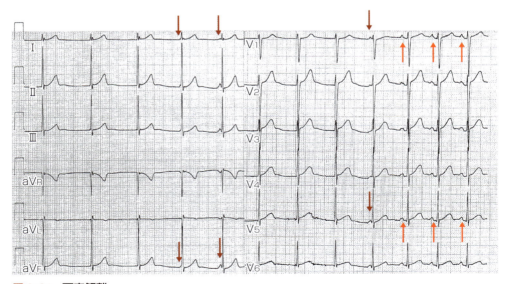

図 3-24　房室解離
　基本的には P 波（↓）と QRS 波（↑）は解離をしています．
（文献 5）より改変引用）

房室解離も心房と心室が固有のリズムで収縮する状態ですが，以下の点で3度房室ブロックとは異なります．すなわち，①洞調律の刺激発生頻度が下部の異所性刺激よりも低下する，②下位の異所性刺激の刺激発生能が洞調律よりも亢進する，さらには③上記①，②の組み合わせで，「房室伝導に障害はないが，洞結節‐心房由来の電気刺激を待つことなく心室が独自に興奮を始める状況」，と考えられます．

大まかな鑑別として，P波の頻度よりもQRSの頻度が少ない状態が3度房室ブロックで，P波の頻度よりもQRSの頻度が多い状態を房室解離と理解してよいでしょう．したがって，房室解離では房室伝導には異常がないので，運動などにより洞結節からの刺激頻度が増せば通常の房室伝導による洞調律を示します．図3-25の心電図は，図3-24の患者さんの運動負荷心電図です[5]．運動により，洞調律で150拍/分以上の心拍数にまで増加しています．このような現象は3度房室ブロックでは認められません．

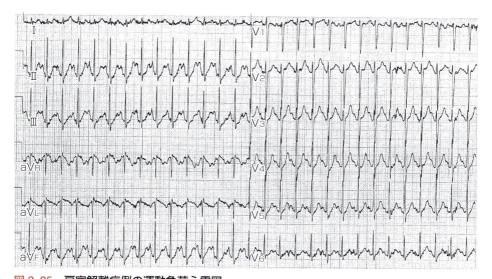

図3-25　房室解離症例の運動負荷心電図
　　図3-24の症例は，運動により172拍/分の心拍数まで増加しました．
（文献5）より改変引用）

7. 早期興奮症候群　🌼🌼🌼🌼

7-1. WPW症候群

　Wolff，Parkinson，Whiteの3名の医師が，PQ間隔の短縮に脚ブロックを伴い，さらに頻拍発作を呈する若年症例の11例をまとめて報告しました．当時は，まだ副伝導路の概念が明らかではありませんでしたが，本症の臨床的意義を明らかにしており，3名の医師の頭文字を取りWPW症候群とよばれています．

　先に述べたように副伝導路は心房と心室を直接結ぶKent束で，これにより早期興奮を示す特徴的なデルタ波を形成します．すなわち，洞結節からの電気刺激は，房室結節からHis束‐プルキンエ線維を正常に経由する伝導と，より早期に心房からKent束を経由する副伝導の2つの経路を介して心室を興奮させます．したがって，心電図波形は両伝導の融合波形になるため，副伝導路の部位や伝導速度および両伝導からの心室への興奮比率などによって心電図波形は変化します．

　図3-26も，図3-27もいずれも，PQ間隔の短縮とデルタ波を認めるWPW症候群の実例ですが，QRSのパタンがずいぶん違っています[6]．これは，図3-26の心電図ではKent束が左房‐左室間に存在するため，左室の興奮が早くなり，相対的に後述する右脚ブロックパタンを呈し，V₁，V₂という右側胸部誘導で高いR波を示します．これをA型のWPW症候群とよびます（図3-28左）[7]．一方，図3-27で

はKent束が右房-右室間に存在するために相対的に左脚ブロックパタンを呈し，V_1，V_2ではrS波（少なくともはっきりしたqやQを認めない）を示します．これをB型のWPW症候群とよびます（図3-28右）[7]．さらには，副伝導路が中隔の後部にあるWPW症候群では，V_1でQrまたはQSを示し，C型とよばれています（図3-29）[6]．なお，Kent束のおよそ半数は左室自由壁にあるA型とされており，次いで後中隔のC型が多く，右室自由壁のB型が最も少ないようです（図3-30）[6]．

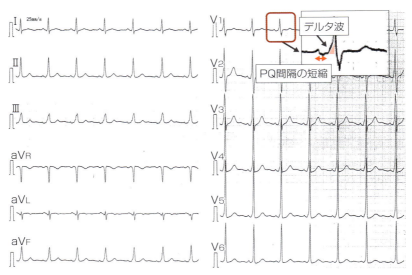

図3-26　A型のWPW症候群
　PQ時間が短縮し，デルタ波も認めるWPW症候群ですが，V_1で高いR波を示し，左室後壁に副伝導路のKent束があるA型と診断されます．
（文献6）より改変引用）

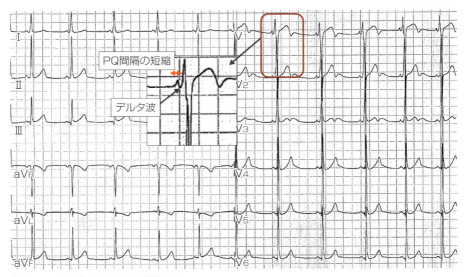

図3-27　B型のWPW症候群
　PQ時間が短縮し，デルタ波も認めるWPW症候群ですが，V_1でrS波を示し，右室側壁に副伝導路があるB型と診断されます．
（文献6）より改変引用）

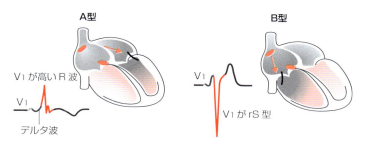

図 3-28　WPW 症候群の A・B 型の波形の成因
　左室後壁に Kent 束があれば右脚ブロック型の A 型の，右室側壁に Kent 束があれば左脚ブロック型の B 型の波形を呈します．
（文献 7）より改変引用）

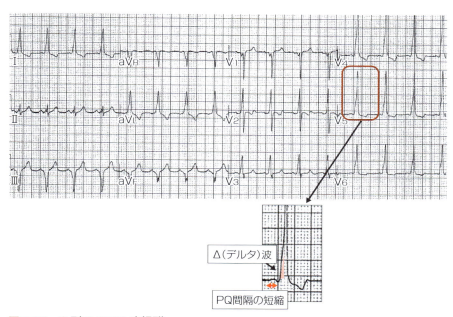

図 3-29　C 型の WPW 症候群
　PQ 時間が短縮し，デルタ波も認める WPW 症候群ですが，V₁ で q 波を示し，中隔部に副伝導路がある C 型と診断されます．
（文献 6）より改変引用）

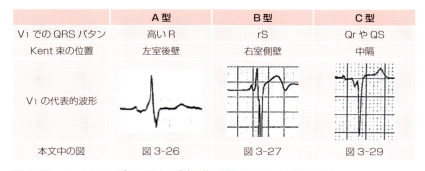

図 3-30　A・B・C 型の WPW 症候群の波形と Kent 束の位置

WPW症候群は単にデルタ波を伴う心電図異常という病態だけでなく，臨床的には次の2点に注意すべきです．まず，先天性の心疾患であるEbstein病の5〜20％にWPW症候群が合併するといわれています．特にB型のWPW症候群の合併頻度が高いとされています．したがって，B型のWPW症候群の心電図に遭遇したときには，Ebstein病の合併の可能性も考慮すべきでしょう．

次に重要な点は，頻脈性の不整脈を合併することです．WPW症候群の頻脈発作の発症機序は，房室結節を通って心房から心室へと伝わった興奮が副伝導路を通ることにより再度心室から心房へ伝わり，この刺激がまた房室結節を経て心室に伝わるというものです．すなわち，心房と心室の間で房室結節を順行性に，Kent束を逆行性に，興奮が回旋する（リエントリーや回帰現象といいます）ことにより頻拍が持続します．これを正方向性(orthodromic)の房室回帰性頻拍(atrial ventricular reentry tachycardia：AVRT)といいます．一方，Kent束を順行性に，房室結節を逆行性に，興奮が逆方向性(antidromic)のAVRTも認めることがあります（詳しくは第6章で解説しています）．また，WPW症候群の患者では心房細動を起こす頻度が一般人より多いことが知られており，心房細動の合併にも注意すべきです．しかも，心房の刺激が次から次へと副伝導路を順行する重症の頻脈となり，デルタ波を伴うために幅の広いQRSも呈します（図3-31）．したがって，心室頻拍と鑑別が困難なこともあり，偽性心室頻拍(pseudoventricular tachycardia：pseudo VT)ともよばれています．同時にWPW症候群に伴う心房細動は心室細動に移行することもあるので，注意が必要です（MEMO3-3）．

> **MEMO3-3　デルタ波のないWPW症候群**
>
> WPW症候群には，潜在性(concealed)WPW症候群として，電気生理学的検査によって副伝導路の存在が確認されるものの，12誘導心電図では異常を認めないものもあります．これは，副伝導路が逆行性（心室→心房）の電気刺激のみを伝導するため，デルタ波を呈しません．しかし，副伝導路は存在するので，AVRTや心房細動などの頻脈性不整脈の原因になりえます．
>
> なお，WPW症候群の中で，心電図の記録のタイミングによって，デルタ波の出没を認めるものがあります．これを間欠性(intermittent)WPW症候群とよびます．これも，副伝導路を伝わる電気刺激か順行性（心房→心室）か逆行性かによってデルタ波が記録されたりされなかったりするためです．

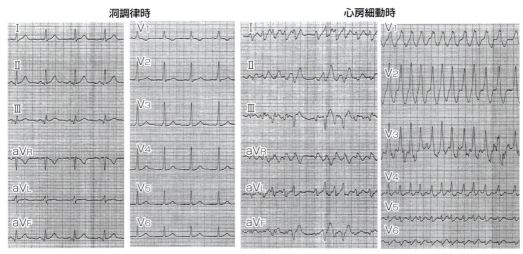

図3-31　WPW症候群の洞調律と心房細動の記録
WPW症候群の洞調律時の記録と心房細動による頻拍発作時の記録を示します．頻拍発作はP波を認めず，しかもQRS波間隔は一定でないことから，QRS波の幅は広いものの心室頻拍ではなく，心房細動と診断できます．

7-2. LGL 症候群

先に述べた心房から房室結節下部または His 束へ短絡する James 束を副伝導路とする早期興奮症候群が LGL 症候群です．PR 間隔は 0.11 秒以内に短縮していますが，QRS 波と T 波には異常がなく，PR 間隔が短縮しただけの心電図波形です．

WPW 症候群との最大の相違は，デルタ波がないことです（図 3-32）．本症では，上室性頻脈が 10% にみられるといわれています．

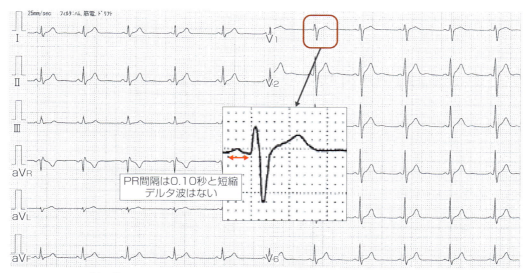

図 3-32　LGL 症候群
　PQ 時間の短縮を認めますが，デルタ波は認めません．

この章のまとめ

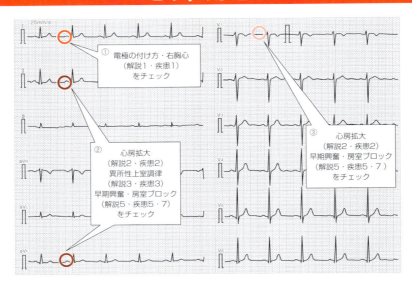

P波の形状

- P波の形状やPQ間隔は，P波の描出が明瞭なⅠ，aVF(Ⅱ・Ⅲ)，V1誘導で評価します．
- 正常ではⅠ誘導のP波は陽性です．陰性であれば，電極の付け間違いか右胸心を考えます．
- V1のP波の陽性成分が大きく，aVF(Ⅱ・Ⅲ)誘導のP波が尖鋭化し，0.25 mV以上の波高があれば右房拡大と判定します．肺性P波という言葉も覚えてください．
- aVF(Ⅱ・Ⅲ)のP波の幅が延長し，V1誘導のP波の陰性成分が大きい場合には，左房拡大を疑い，P terminal force(Morris index)を測定し，0.04以上を左房拡大と判定します．僧帽性P波という言葉も覚えてください．
- Macruz indexは心房拡大の評価に有用ですが，両心房拡大の場合には偽正常化することに注意します．
- aVF(Ⅱ・Ⅲ)で陰性のP波を呈する病態に異所性上室調律があります．
- ペースメーカ心電図では，ペースメーカによるスパイクと，それに引き続く心房(室)の興奮が記録されます．

PQ間隔の評価

- PQ間隔はP波とQRS波が明瞭な，Ⅰ，aVF(Ⅱ・Ⅲ)，V1で評価します．

PQ間隔の延長

- PQ間隔が0.24秒以上あれば，1度房室ブロックと診断します．
- 1つのP波に1つのQRS波という対応が失われる病態が2度房室ブロックで，PQ間隔が徐々に延長してQRS波が欠落するWenkebach型(MobitzⅠ型とも)と，PQ間隔の延長なしにQRS波が欠落するMobitzⅡ型の2種類があります．
- 3度房室ブロック(完全房室ブロック)では，P波とQRS波はお互いにまったく無関係な固有のリズムで出現し，著しい徐脈を呈することから，多くはペースメーカの植え込みの適応になります．

PQ間隔の短縮

- 心室が心房からの副伝導路を介して早期に興奮する病態を早期興奮症候群とよび，通常PQ間隔は0.11秒以内に短縮しています．代表的なWPW症候群ではデルタ波が認められ，LGL症候群では特別な所見はなくPQ間隔が短縮しています．
- 早期興奮症候群では頻拍発作を伴うことがあり，WPW症候群の心房細動はQRS幅が広く偽性心室頻拍とよばれるとともに，心室細動に移行することもあるので，注意が必要です．
- 早期興奮症候群では頻拍発作を合併することの他に，WPW症候群ではEbstein病の合併にも注意します．

●参考文献

1）上嶋健治．運動負荷試験Q&A119（改訂第2版）．東京：南江堂，2013：45-8．
2）Kamel H, Bartz TM, Elkind MSV, et al. Atrial cardiopathy and the risk of ischemic stroke in the CHS(Cardiovascular Health Study). Stroke 2018; 49: 980-6.
3）上嶋健治．異常調律（徐脈性の異常調律とペースメーカ）．ビギナーのための心電図便利帳．大阪：最新医学社，2016：103-4．
4）市田　聡．右側胸部誘導の撮り方．ハート先生のブログ．URL：https://blogs.yahoo.co.jp/soyashi/53325946.html
5）上嶋健治．異常調律（徐脈性の異常調律とペースメーカ）．ビギナーのための心電図便利帳．大阪：最新医学社，2016：108．
6）上嶋健治．スキ間で極意!!　いつでもどこでも心電図判読88問．東京：克誠堂出版，2017：139-50．
7）市田　聡，代表．WPW症候群．ハート先生の心電図教室ONLINE．URL：http://www.cardiac.jp/view.php?lang=ja&target=wpw_synd.xml

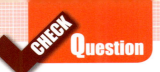

Q 3-1

この心電図診断は？

Q 3-2

この心電図で気付くべきところはどこでしょうか？
（ヒント：PQ 間隔に注意してください）

Q 3-3

この心電図診断は？

Q 3-1

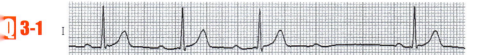

Q 3-2

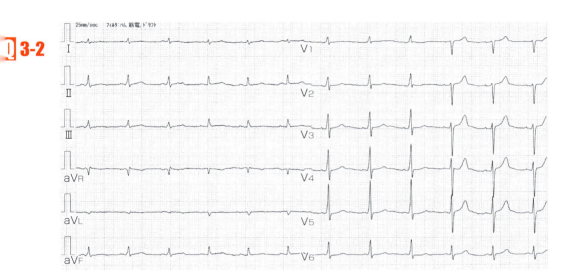

Q 3-3

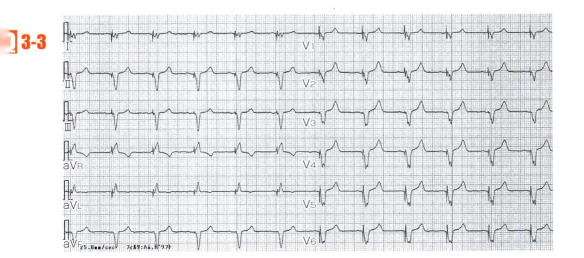

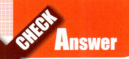

A 3-1 　2度房室ブロックで Wenkebach 型(Mobitz I 型)です．

　左から4拍目に予想される QRS 波が記録されておらず，しかも1拍目から PQ 間隔が徐々に延長して最後には QRS 波が欠落するという病態です．2度房室ブロックは Wenkebach 型と Mobitz II 型に大別されますが，PQ 間隔が徐々に延長する場合は Wenkebach 型と診断されます．

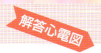

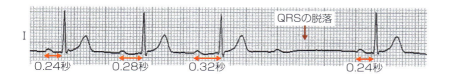

COLUMN-3 犬と散歩する人はこのうえなく幸福です3

　散歩という有酸素性運動により，血中脂質，血圧，血糖値の改善の効果，すなわち生活習慣病全般の予防効果があります．心肺機能の向上や，骨に刺激を与えて骨粗しょう症の予防も期待できます．また，運動は大腸がんのリスクを減少することはほぼ確実であり，乳癌のリスクを減少する可能性が高いともいわれており，多くの癌への予防効果も確認されています．

　2017年改訂の『急性・慢性心不全診療ガイドライン』(日本循環器学会，日本心不全学会，編)では，身体活動量と心不全発症リスクには負の相関があり，非運動群に比べて1,000 METs・分/週の運動で心不全発症リスクを19％低下すると報告されています(朝夕，各30分の散歩は約1,260 METs・分/週の運動量)．また，報告厚生労働省の「健康づくりのための運動指針2013」では，18〜64歳の身体活動基準として歩行または歩行と同等以上の運動を毎日60分行うことが推奨されています．

　犬との散歩はこのような運動の効用を幸福感に満ち足りて享受できる最高の手段です．

　　　一人では　決して歩かぬ　この歩数

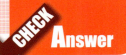

A 3-2　間欠性 WPW 症候群の心電図記録です．

　同一心電図記録に，正常伝導の心電図と，PQ 時間が短くデルタ波を認める心電図が認められることから，間欠性 WPW 症候群と診断されます．

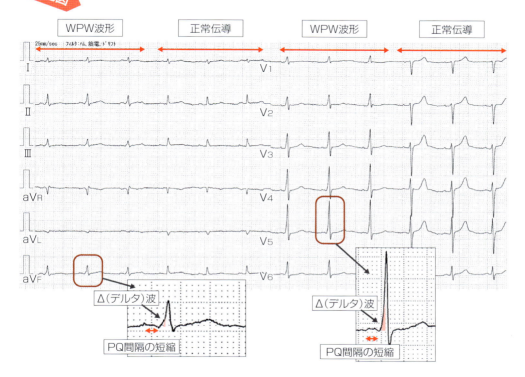

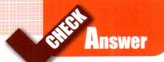

A 3-3　ペースメーカ心電図の記録です．

　幅広の QRS が記録されていますが，QRS の直前にスパイクを認めます．これはペースメーカによるペーシングによるスパイクです．心室ペーシングのペースメーカ心電図の記録です．

COLUMN-4　犬と散歩する人はこのうえなく幸福です 4

　先に述べたような散歩のもつ身体的な効用もさることながら，散歩の楽しみはそれだけではありません．散歩の時刻や行程はほぼ決まってくるため，同じ散歩仲間と毎日顔を合わせることになり，なんとなく愛犬家のコミュニケーションというものができあがってきます．また，ご近所にこんなお店があったのか，こんな名所があったのかと気づかされることも多々あります．

　　　散歩道　今日もまた会う　同じ犬

　しかし，何より京都の四季の移ろいを堪能できることはこのうえない喜びです．春の鶯の歌声や満開の桜には，長い底冷えの冬の後だけに心が躍ります．流鏑馬や葵祭の頃の糺の森は後にも触れますようにマイ・ベストスポットです．夏の蛍や蝉時雨は京都のこのうえない暑さと送り火への序曲です．高層ビルのない秋の抜けるような青空や，神社の目の覚めるような紅葉は，猛暑に堪えたご褒美と感じています．冬の霜柱を踏むサクサクという音は童心をよみがえらせ，鳥居に積もる雪や椿の満開がこんなにも美しいものとは還暦を過ぎて初めて知らされました．

　　　朝夕の　犬との散歩に　季節（とき）を知る

解答心電図

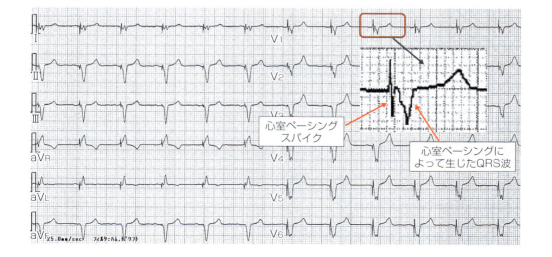

第4章 QRS波をチェック

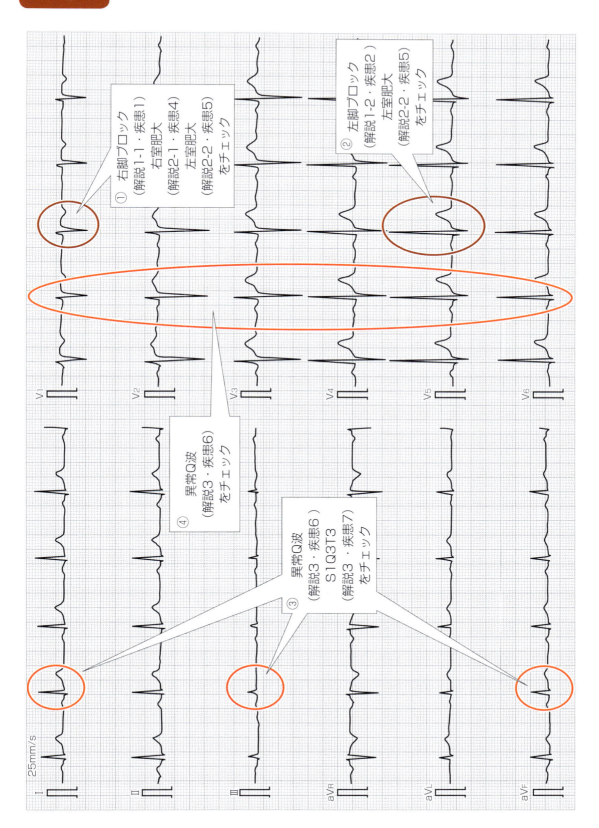

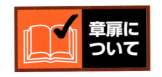

繰り返し述べていますが，大きな見落としをせずに心電図を判読するためには，アルファベット順にP波からU波までもれなく所見の有無を確認することが重要です．

本章では，P波・PQ間隔に続いてQRS波についての評価方法を解説し，具体的にどのような心電図所見が確認できるかを概説します．基本的には，脚ブロック，心肥大，陳旧性心筋梗塞，肺血栓塞栓症の評価が重要です．これらの評価においては，あわせて軸や移行帯などの評価も重要になるため，特に，Ⅰ，Ⅲ，aVF，V₁，V₅誘導に着目すると判読のヒントを得やすくなるかと思います．

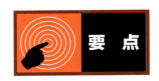

1. 脚ブロックの評価

刺激伝導路は心室内では，房室結節からHis束を経て右脚と左脚に分かれます（図2-1）．左脚はさらに前枝と後枝に分かれますが，この様子は冠動脈の支配を思い起こさせます．すなわち，冠動脈も大動脈から右冠動脈と左冠動脈が分枝した後，左冠動脈はさらに左前下行枝と回旋枝に分かれる様子と似ています．

このように左右の脚に分岐した後に，右脚の興奮伝達が左脚に比べて遅れた場合を右脚ブロックとよび，逆に左脚の興奮伝達が右脚に比べて遅れた場合を左脚ブロックとよびます．

2. 心肥大の評価

心電図のQRSパタンを決定する大きな要素は，上記の刺激伝導の状況と，左右の心室の起電力のバランスです．通常左室圧は左室流出路に狭窄がない場合には，100 mmHg以上と収縮期血圧と同じ高い値をとりますが，右室圧は20 mmHg前後の圧にしかすぎません．そのため，左室壁は右室壁よりも筋肉量が多くなり，起電力も大きくなります．したがって，肢誘導ではⅠ，Ⅱ誘導でR波高が高く，また胸部誘導でもV₅誘導周辺のR波高が高い，左室優位の起電力を示す記録になります．

また，左右の心室を問わず，肥大を表す心電図所見としては，①肥大側誘導における起電力の増強によるQRS波の高電位差（R波高の増高），②QRS間隔の延長（肥大とそれに伴う線維化による心室興奮時間の遅延），③ST-T変化（ST低下とT波の陰性化）が挙げられます．中でも，QRS波の高電位差は，心室肥大の心電図診断基準として広く用いられます．

3. 異常Q波の評価

心筋梗塞は，冠動脈病変を基礎に冠動脈内の血栓形成や冠攣縮が関与することで，内腔が完全閉塞して冠血流が途絶し，閉塞部以下の心筋が壊死に陥る病態です．その心電図変化は発症後の時間経過から，①数時間以内の超急性期，②数時間〜数日の急性期，③1カ月以内の亜急性期，④1カ月以上の陳旧性期，⑤半年〜1年以上経過した慢性期，に分けて考える必要があります（図4-1）[1]．基本的には，急性期にはST-Tの変化が大きく，慢性期にはQRS異常（特に異常Q波やR波の減高）が特徴です．

なお，急性肺血栓塞栓症は，心臓から肺に血液を送る肺動脈が血栓により途絶され，突然発症の胸痛，

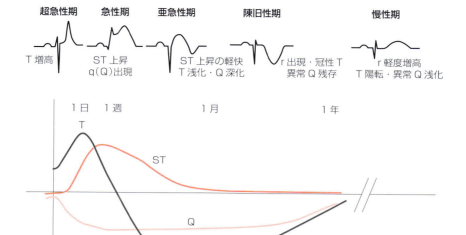

図 4-1 心筋梗塞の心電図の時間経過
　超急性期には梗塞部を反映する誘導でのR波の増高と尖鋭化したT波が特徴であり，急性期には梗塞部を反映する誘導でST部分が上昇し，その後にQ波が出現し始めます．亜急性期ではST部分は徐々に低下し始め基線に近づくとともに，R波が減高し，Q波は深くなり，T波も終末部分から陰転化します．陳旧性期になるとQRパタンやQSパタンが確立し，ST部分は基線にまで戻り，冠性T波（coronary T wave）とよばれる左右対称性の陰性T波が完成します．さらに長期的な慢性期にはT波は正常の陽性に戻り，Q波も症例によっては軽快・消失します．
（文献 1）より改変引用）

　呼吸困難，ショックなどの症状とともに，しばしば致死的転帰をとる急性疾患です．後に詳述しますが，心電図所見の特徴は，Ⅰ誘導のS波とⅢ誘導のQ波およびⅢ誘導の陰性T波を特徴とすることで，「ⅠS, ⅢQ, ⅢT（S1Q3T3）」とよばれることもあります．

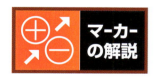

1. まずV1とV5誘導のQRS波のパタンに着目（脚ブロックの評価）
　（注目：章扉①，②）・・・❀❀❀❀

1-1. 右脚ブロック：V1誘導でのrSR'パタン（注目：章扉①）・・・・・・・・・・・・・・・❀❀❀❀

　右脚ブロックの特徴的なパタンはV1誘導でのrSR'パタンで，通常V1でのT波は陰転します．逆に，V5（V4・V6）といった左側の誘導では幅の広いS波と陽性のT波を認めます．
　右脚ブロックであれ，左脚ブロックであれ，QRS幅が0.12秒（記録紙の目盛りで3マス）以上あれば完全右（左）脚ブロック，0.12秒未満であれば不完全右（左）脚ブロックとよびます．図4-2左に右脚ブロックのV1誘導の模式図を示しました．また，図4-2中央に完全右脚ブロックの，図4-2右に不完全右脚ブロックの心電図を掲げました．

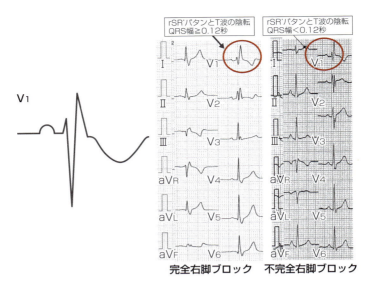

図 4-2　右脚ブロック
　V₁ 誘導で rSR' のパタンをとることが右脚ブロックの特徴で，完全右脚ブロックでは QRS 幅は幅広く 0.12 秒以上となり，不完全右脚ブロックの QRS 幅は 0.12 秒未満と狭くなります．

1-2. 左脚ブロック：V₅ 誘導の結節性 R 波（注目：章扉②）

　左脚ブロックの特徴的な心電図パタンは V₅（V₄・V₆）誘導での結節性 R 波です（図 4-3）．逆に，V₁，V₂ 誘導では幅の広い S 波（時には r 波を認めず Q 波）と陽性の T 波を認めます．

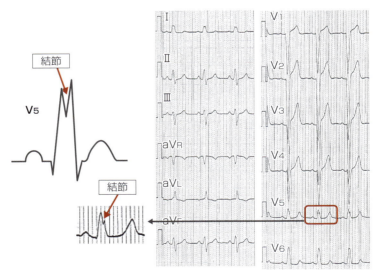

図 4-3　完全左脚ブロック
　V₅ に結節のある R 波を認め，通常 QRS 幅は幅広く 0.12 秒以上です．

2. 次に V₁ と V₅ 誘導の QRS 波高に着目（心肥大の評価）（注目：章扉①，②）

2-1. 右室肥大：V₁ 誘導の QRS 波高に着目（注目：章扉①）

　右室肥大の基本的変化は V₁ 誘導の高電位差です．すなわち，右室の肥大のために起電力が右前方に向かうため，通常右軸偏位を呈するとともに，V₁ の R/S 比が 1 より大きくなります（図 4-4）．ただし，

V₁ の S 波が浅い場合には R 波が低くても R/S 比が 1 より大きくなるので，R 波高の絶対値が 0.7 mV 以上あることが右室肥大の高電位の基準として必要です．また，V₁・V₂ 前後の誘導では T 波が平低化から陰性化します．

ただし，後述する後壁梗塞の場合にも R/S 比が 1 より大きくなるので，その鑑別が必要です．

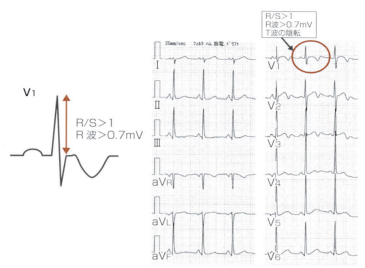

図 4-4　右室肥大
V₁ の R/S 比が 1 を超えるとともに，T 波の逆転を認めます．

2-2. 左室肥大：V₁ と V₅ 誘導の QRS 波高を計測（注目：章扉①，②）

左室肥大の基本的変化も左側胸部誘導の高電位差です．すなわち，左室の肥大のために，起電力が左方に向かうため，Ⅰ・V₅〜V₆ 誘導の R 波が高くなります．左室肥大の診断基準は数多く提唱されていますが，ここでは，「日循協心電図コード 2005」[2] にも掲載されている Sokolov-Lyon の基準を取り上げます．本基準は，

　　RV₅（または RV₆）＞2.6 mV（目盛り上 26 mm）
　　または，SV₁ + RV₅（または RV₆）＞3.5 mV（目盛り上 35 mm）

を，満たすことで高電位差と判断するものですから，V₁ と V₅ 誘導にはしっかり注目せねばなりません．

また，左室肥大では，左側胸部誘導でストレインパタンとよばれる，ST 低下と T の非対称な逆転（非対称陰性 T）を呈します（図 4-5）．Sokolov-Lyon による電位の基準を満たすだけでは，高電位差（high voltage）という診断のみにすぎず，高電位差の基準（voltage criteria）を満たしたうえでストレインパタンを合併して，はじめて左室肥大と診断するという考えが重要です．筆者も，高電位差の基準だけでは，胸壁の厚さなどの影響が大きく，左室肥大基準に合致しない印象があります．心肥大に病的な意味を見いだすならば，ストレインパタンの合併は必須の基準と考えています．

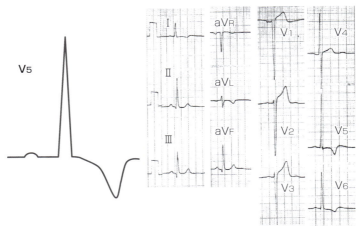

図 4-5　左室肥大
高電位差の診断基準である，SV_1+RV_5（または RV_6）>35 mm，を満たし，ストレインパタンも合併しています．

3. 最後に電気軸と移行帯に着目（異常 Q 波の評価）(注目：章扉③，④) ･････････ ✿✿✿✿

　心筋梗塞の心電図は，発症後の時間経過によってその様相が異なりますが，経過として ST 上昇の後に Q 波が形成され始め，陳旧性期〜慢性期にかけて確立します．この Q 波は，幅が 0.04 秒（1 mm 方眼で 3 マス分）以上で，深さが R 波の 1/4 以上あるために，正常でも見られる q 波とは異なるという意味合いで，異常 Q 波とよばれます．異常 Q 波は梗塞部位を反映するので，異常 Q 波を認める誘導の確認作業は重要です．

　また，肺血栓塞栓症でも「ⅠS，ⅢQ」とよばれる Q 波の出現と，右心系の負荷に基づく時計軸回転が認められるので，異常 Q 波を認める誘導および電気軸と移行帯の確認は重要です．

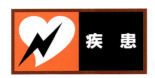

QRS パタンに影響を与える病態や疾患

1. 右脚ブロック ･･･ ✿✿✿✿

　右脚ブロックの特徴は T 波の陰転を伴う V_1 誘導での rSR' パタンです．右脚ブロックの基礎疾患として有名なものに心房中隔欠損症があります．ただ，基礎疾患が明らかでないものも多く，病的意義は必ずしも高くありません．不完全右脚ブロックなどではほとんど病的意義はないものと考えています．むしろ，軽度の伝導障害の一つの表れとして捉えて，束枝ブロックの合併を見落とさないことと，右脚ブロックパタンの心電図を呈するブルガダ症候群（特発性心室細動）に注意することが重要です．

1-1. 2 束ブロック ･･ ✿✿✿✿

　右脚は 1 束だけですが，左脚は前枝と後枝の 2 束に分枝します．右脚ブロックと左脚ブロックが合併すると，3 度房室ブロックになりますが，左脚の 2 束のいずれか 1 束および右脚に伝導障害を認める場合を 2 束ブロックとよびます．このとき，心電図波形は右脚ブロックのまま，軸偏位を呈します．

　左前枝に伝導障害が生じると電気的興奮は左室の興奮が後下方から左上向きに伝播するため左軸偏位を示します．一方，左後枝に伝導障害が生じると左室の興奮は逆向きに伝播するため右軸偏位を示します．左脚前枝ブロックは比較的高頻度で認められますが，左脚後枝ブロックは単独で認められることは

ほとんどありません．

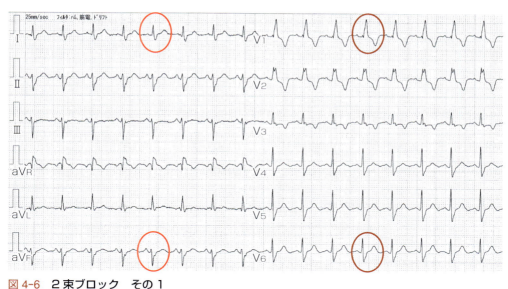

図 4-6　2 束ブロック　その 1
完全右脚ブロックに左軸偏位を合併し，左脚前枝ブロックを合併した 2 束ブロックと考えられます．

　右脚ブロック（本来は正常軸から軽度の右軸偏位）に左脚前枝ブロックを合併した 2 束ブロックの心電図を示します（図 4-6）．V1 誘導で T 波の陰転を伴う rSR' パタンと V5 誘導で幅の広い S 波と陽性の T 波を認め，QRS 幅が 0.12 秒以上あることから完全右脚ブロックの診断は明らかです．同時に，I 誘導の QRS は陽性で aVF 誘導の QRS が陰性のことから左軸偏位も伴い，2 束ブロックの診断が可能です．

　なお，右脚ブロックに左脚後枝ブロックを合併する頻度は，左脚前枝ブロックを合併する頻度よりも低いといわれています．図 4-7 には，右脚ブロックに左脚後枝ブロックを合併し，著明な右軸偏位を呈した実例を示します．

　いずれの場合にも残る 1 束にも伝導障害を生じると 3 束ブロック，すなわち 3 度房室ブロックへ進行することが懸念されます．

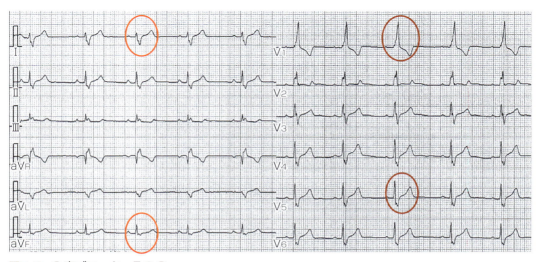

図 4-7　2 束ブロック　その 2
完全右脚ブロックに右軸偏位を合併し，左脚後枝ブロックを合併した 2 束ブロックと考えられます．

1-2. ブルガダ症候群（特発性心室細動）（注目：章扉①）

1992年にBrugada兄弟が，V_1やV_2の右側胸部誘導およびV_3誘導に右脚ブロック様の波形と特徴的なST上昇を伴う8例に，心室細動による突然死がみられたことを報告しました[3]．これは，日本を含むアジア人の30〜50歳台の男性に多く，男女比は10：1とされています．また，失神や突然死などの家族歴が認められ，約20％に心臓Naチャネルの遺伝子異常があると報告されています[4]．

このST上昇のパタンには2種類あり，V_1(V_2)のrSR'の右脚ブロックパタンは共通ですが，右脚ブロックパタンの後に著しく上昇したST部分が，急峻に右斜めに下降して陰性T波に移行するcoved（cove：渓谷）型（図4-8）と，上昇したST部分の中央が上に凹のくぼみを呈し，まるで馬の鞍のような外観を示すsaddle-back型（図4-9）とに分類されます．

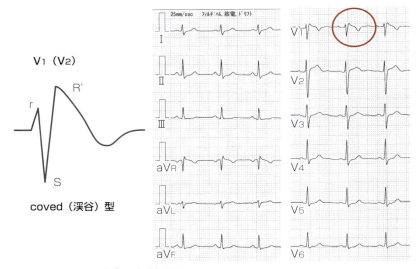

図4-8 coved型ブルガダ心電図
上昇したST部分が，急峻に右斜めに下降して陰性T波に移行しています．

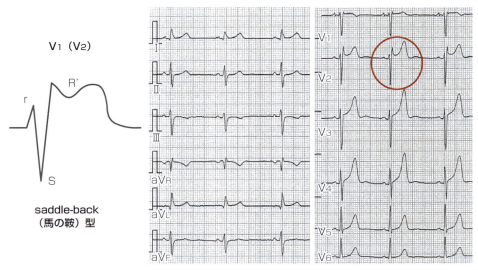

図4-9 saddle-back型ブルガダ心電図
圧上昇したST部分の中央が上に凹のくぼみを呈しています．

一般的には，coved型のほうがsaddle-back型よりも心室細動発作を起こす危険が高いとされており，coved型でもS波終末部に遅延を認め，S波の幅が0.08秒以上あるものでは特に予後が悪いとされています．さらには，V_1，V_2誘導の1肋間上での心電図記録（$3V_1$，$3V_2$誘導）がこの特徴的な心電図変化をより際立たせるとされています．

しかし，これらの分類は普遍的なものではありません．心電図波形が日内変動して相互に移行する場合も少なくありません．また，いくつかの薬物がこのようなST上昇を誘発することが報告されており，特にピルシカイニドなどのIc群の抗不整脈薬は，ブルガダ心電図パタンを顕在化させる誘発試験にも用いられています．

2. 左脚ブロック（注目：章扉②）

心電図の特徴的なパタンはV_5，V_6誘導での結節性R波とT波の陰転です．また，V_1誘導で波形が下向きを示します．QRSが幅広の病態で，右脚ブロックか左脚ブロックを識別する語呂合わせとして，「V_1で，上（うえ）向きゃ右（う）脚，下（した）向きゃ左（さ）脚」（右脚ブロックは「う」，左脚ブロックは「サ行」が共通点）とする覚え方があります．

なお，左脚ブロックでは右脚ブロックと異なり，基礎疾患を有することが多いといわれています．中でも，冠動脈疾患，高血圧性心疾患，特発性心筋症といった基礎疾患に注意する必要があります．逆に心不全患者には，しばしば左脚ブロックを認めます．もちろん加齢に伴うことも多く，基礎疾患が明らかでない場合も少なくありません．

同時に，左脚ブロックの心電図変化は，左室肥大，前壁中隔心筋梗塞症，心内膜下虚血といった本来であれば大きな心電図所見さえもマスクするほど大きいので，その意味でも注意が必要です．

また，臨床的に不完全左脚ブロックを認めることはまれですが，図4-10には完全左脚ブロックを合併した高血圧例が，降圧治療によって不完全左脚ブロックに変化した1例を提示しました[5]．

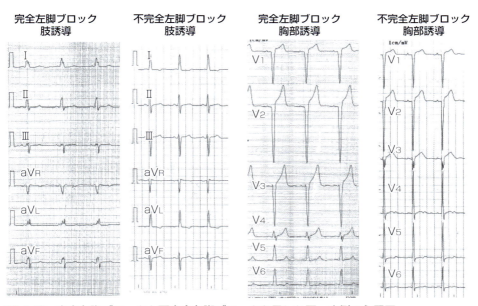

図4-10 完全左脚ブロックと不完全左脚ブロックを呈した同一症例の心電図
　QRS幅の狭い左脚ブロック自体経験することが少なく，同一症例での完全・不完全左脚ブロックはごくまれなケースです．
（文献5）より改変引用）

3. 特殊な脚ブロック

通常は正常の伝導パタンを呈する症例でも，運動などで心拍数が一定以上に速くなると脚ブロックパタンを示す場合があります．これを，心拍数依存性脚ブロックとよびます．

また，心拍数ではなく PQ 間隔に依存した脚ブロックを認めることがあります．このような脚ブロックは洞房時間と脚の不応期の関係で生じるまれな脚ブロックと考えます．

なお，同一症例で右脚ブロックパタンと左脚ブロックパタンが見られる場合があり，これは交代性脚ブロックとよばれます．右脚および左脚の前枝・後枝に同程度の伝導障害があり，なんらかの影響で右脚ブロックを呈したり，左脚ブロックを呈したりするものと考えられています．したがって，このような症例では 3 束(右脚・左脚前枝・左脚後枝)すべてに伝導異常があることを示唆するため，完全房室ブロックへの移行が危惧される病態です．

4. 右室肥大（注目：章扉①）

右室肥大の基本的な心電図変化である V_1 誘導の高電位差は右室の圧負荷や容量負荷で認められます．

右室の圧が上昇する圧負荷は，肺高血圧症，肺塞栓症，肺動脈弁狭窄症，Fallot 四徴症など，血流量が増大する容量負荷は，心房中隔欠損症や三尖弁逆流などが基礎疾患として考えられます．

なお，後述するように陳旧性の後壁梗塞の場合にも R/S 比が 1 より大きくなるため，右室肥大との鑑別が必要です．鑑別のポイントとしては，後壁梗塞ではⅡ，Ⅲ，aVF 誘導にも異常 Q 波を伴うことが多いことと(梗塞パタン)，計測上，左軸偏位を呈する点が挙げられます．

5. 左室肥大（注目：章扉①，②）

左室肥大の基本的変化は，左側胸部誘導の高電位差とストレインパタンとよばれる ST 低下，および非対称性の陰性 T 波です．

圧負荷を呈する代表的な基礎心疾患は高血圧ですが，大動脈弁狭窄症や肥大型閉塞性心筋症など，左室から大動脈への流出路に狭窄があって血液が駆出されるときの抵抗が増大する病態も含まれます．一方，左室容量負荷は左室内を流れる血液量が増え，左室内腔が拡大する状態です．代表的疾患は大動脈弁逆流で，左房から左室に流入する血流と大動脈から左室に逆流する血液が心室拡張期に左室を過剰に充満させて血流量を増やします．

また，肥大型(非閉塞性)心筋症は心筋になんらかの負荷がかかる病態ではありませんが，心筋の病的な肥大のために心電図所見として，高電位差とストレインパタンおよび陰性 T 波を呈します(図 4-11)．なお，肥大型心筋症の ST-T の変化は，高血圧や弁膜症による変化よりもその程度が大きい印象をもっています．

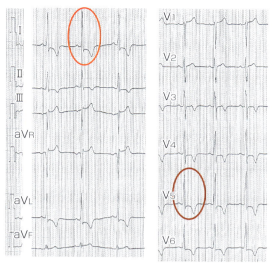

図 4-11　非閉塞性肥大型心筋症
高電位差以外にも，Ⅰ，Ⅱ，aVL，V4-V6 の ST 低下と陰性 T 波など明らかなストレインパタンを認めます．

6. 心筋梗塞（陳旧性）の異常 Q 波の評価（注目：章扉③，④）

心筋梗塞の心電図は，発症後の時間経過によってその様相が異なります（図 4-1）．発症後の時間経過から，①数時間以内の超急性期，②数時間〜数日の急性期，③1 カ月以内の亜急性期，④1 カ月以上の陳旧性期，⑤半年〜1 年以上経過した慢性期，に分けて考えられます．心筋梗塞による壊死により起電力が失われるので，Q 波は心筋の急性期の ST 上昇とともに形成され始め，陳旧性期〜慢性期にかけて確立します．q 波は正常でも認められるものですが，梗塞に伴う Q 波は幅が 0.04 秒（1 mm 方眼で 1 マス分）以上で，深さが R 波の 1/4 以上あるために，特に異常 Q 波とよんでいます．

異常 Q 波は梗塞部位（責任血管）を反映するので，異常 Q 波を認めた場合にはどの誘導に見られるのか，その確認作業は重要です（表 4-1）[6]．

表 4-1　異常 Q 波の出現誘導と梗塞部位

梗塞部位	異常 Q 波出現誘導											
	Ⅰ	Ⅱ	Ⅲ	aVR	aVL	aVF	V1	V2	V3	V4	V5	V6
前壁中隔							●	●	●	●		
前側壁	●				●				●	●	●	●
広範前壁	●				●		●	●	●	●	●	●
側壁	●				●						●	●
高位側壁	●				●							
後壁												
下後壁		●	●			●	●	●				
下壁		●	●			●						

●：異常 Q 波　●：高い R 波（R/S＞1）
（文献 6）より改変引用）

梗塞の影響で R 波の減高や異常 Q 波が認めるということは，電気軸や移行帯にも影響を与えます．そのため，第 2 章で述べたように，Ⅰ誘導と aVF 誘導の評価から電気軸を確認し，V1 と V5 誘導から移行帯を確認すべきです．極端な軸偏位や移行帯がうまく同定できない場合には，梗塞所見を疑います．

以下には，梗塞部位とその心電図変化との関連について解説します．

6-1. 前壁梗塞・中隔梗塞

　前壁と中隔の梗塞は基本的には左前下行枝の病変で，ST上昇や異常Q波をV₁～V₄(時にはV₆まで)誘導に認めます．V₁～V₂は主に中隔部分を，V₃～V₄は主に前壁部分を反映します．V₁～V₆まで，広い範囲にQ波を認めるときには，広範前壁梗塞と表現します．

　また，V₁やV₂(時にはV₃まで)にはQは認められないもののR波ではなく小さなr波を認めるだけのことがあり，このようなR波の形成不良をpoor R wave progressionとよぶことはすでに述べた通りです．これは，異常Q波が形成されるまでには至らず，R波が削られる程度の壊死でとどまった病態と理解するとよいでしょう．

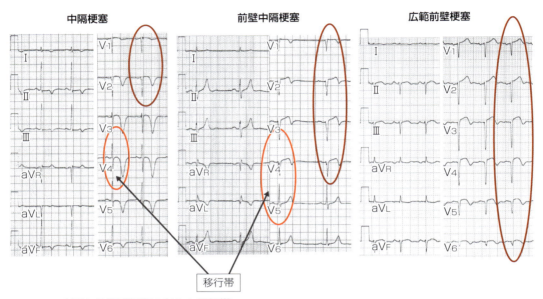

図4-12　中隔から前壁梗塞の色々と移行帯
前胸部誘導の異常Q波が特徴で，基本的には時計軸回転を示します．

　図4-12**左**には中隔梗塞の，**中央**には前壁(中隔)梗塞の，**右**には広範前壁梗塞の心電図を示します[6]．**左**の中隔梗塞では，V₁～V₂の中隔部分を反映する誘導にごくわずかのR波を認めるだけで，ほとんどQSパタンを呈してますが，移行帯はV₄でほぼ正常です．**中央**の前壁(中隔)梗塞では，V₃～V₄の前壁部分を反映する誘導でほとんどQSパタンを呈しており，V₁～V₂のR波も減高してpoor R wave progressionの状態です．移行帯はV₄とV₅の時計軸回転ですが，R波高に連続性が見られません．**右**の広範前壁梗塞では，V₁～V₆の胸部誘導の広範囲の一部にわずかのR波を認めるだけで，全誘導でほとんどQSパタンを呈しています．極端な時計軸回転で移行帯を同定することもできません．

6-2. 側壁梗塞

　左室側壁は左回旋枝から灌流を受けることが多いため，側壁梗塞では，まず左回旋枝の病変を考えます．場合によっては左前下行枝(特に対角枝)の病変も考えられます．I, aV_L, V₄～V₆に異常Q波を認めます(図4-13)．

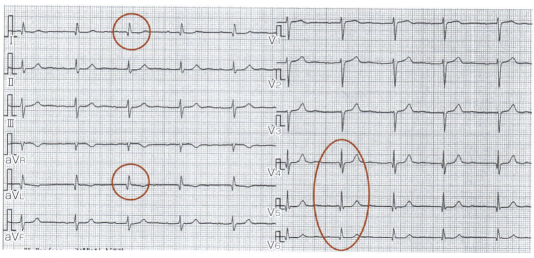

図 4-13 側壁梗塞
Ⅰ，aVL，V4～V6 に異常 Q 波を認める．左回旋枝の病変と考えられます．

6-3. 下壁梗塞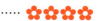

　左室の下壁は左回旋枝から灌流を受けることが多いため，下壁梗塞は基本的には右冠動脈の病変を考えます．場合によっては左回旋枝の病変も考えられます．Ⅱ，Ⅲ，aVF に異常 Q 波を認めることが基本です．

　図 4-14 に下壁梗塞の心電図を示します．Ⅱ，Ⅲ，aVF に Q 波を認め，QRS 波は Ⅰ で陽性・aVF で陰性の左軸偏位を呈しています．

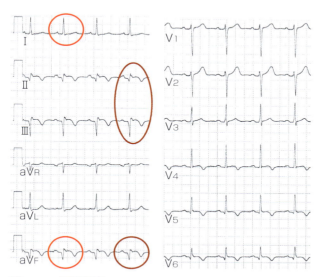

図 4-14 下壁梗塞
Ⅱ，Ⅲ，aVF 誘導の異常 Q 波が特徴で，基本的には左軸偏位を示します．

6-4. 後壁梗塞

　左室後壁は左回旋枝から灌流を受けることが多いため，後壁梗塞では，まず左回旋枝の病変を考えますが，場合によっては右冠動脈の病変も考えられます．標準 12 誘導で特徴的なことは，後壁梗塞による

Q波は形成されないことです．すなわち，梗塞壊死巣の直上に位置する電極においてST上昇やQ波が記録されますが，後壁上には該当する電極がありません．したがって，後壁梗塞では反対側である前壁の誘導に注目することになり，実際 V2 を中心に V1 や場合によっては V3 まで，STの低下（急性期）やR波の増高（慢性期）を認めます．これは，後壁側のSTの上昇やQ波の形成を鏡に写したような状態で反映するため，しばしば V1・V2 誘導のR/S比は1より大きくなります．この対側性の変化を鏡像現象（mirror image）とよぶことがあります（図 4-15）[7]．

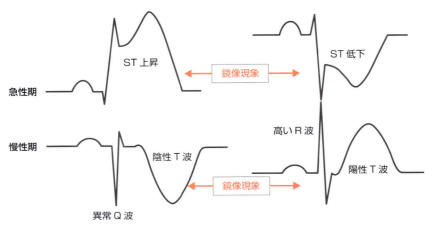

図 4-15　心筋梗塞の鏡像現象
STの上昇やQ波の形成が，対側性にSTの低下やR波の増高として記録されるとき，鏡像現象とよびます．
（文献7）より改変引用）

図 4-16 に後壁梗塞の心電図を示します．QRS は V1 から V3 を含む全誘導で陽性のため，著明な反時計軸回転を示し，移行帯は明らかではありません．また，V1～V3 の陽性の QRS 波と T 波は後壁での異常Q波と陰性T波の鏡像現象と考えられます．

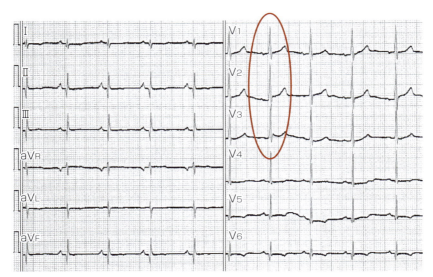

図 4-16　後壁梗塞
後壁側で記録されるべき異常Q波と陰性T波が，鏡像現象として前壁側のV1～V3で高いR波と陽性T波として記録され，反時計軸回転を呈しています．なお，Ⅱ，Ⅲ，aVF のQ波は後壁だけでなく下壁梗塞の合併を示唆する所見です．

7. 肺血栓塞栓症(注目：章扉③)

急性肺血栓塞栓症は致死的転帰をとる急性疾患ですが，この疾患は，この疾患概念を念頭に置かなければけっして診断できないともいわれています．健常人も含む長期に安静臥床下にあった者が，原因不明に上記症状を呈した場合には，鑑別診断の一つとして念頭に置くべきです．図 4-17 に肺血栓塞栓症の心電図の実例を示します．

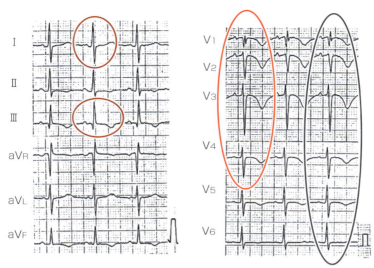

図 4-17　肺血栓塞栓症の心電図
　S1Q3T3 のパタン(濃赤丸)とともに前胸部誘導の T 波の陰性化(薄赤丸)を認め，同時に時計軸回転を示します(黒丸)．

　本疾患の心電図所見の特徴は2つあり，一つは，「ⅠS，ⅢQ」とよばれるものです．これは，Ⅰ誘導のS波とⅢ誘導のQ波を特徴とするということですが，すでに述べたようにⅢ誘導の陰性T波の変化も加えて，「ⅠS，ⅢQ，ⅢT，(S1Q3T3)」とよばれることもあります．もう一つは，右心系の負荷に基づく前胸部誘導のT波の陰性化と時計軸回転です．Ⅲ誘導でみられる変化はaVF誘導でみられることも多く，ここでもⅠ，aVF，V1誘導は重要です．

　また，胸痛を主訴とする患者で「心電図上，下壁梗塞と前壁梗塞の所見を同時に認めたら，肺血栓塞栓症を疑え」ともいわれています．これは，異なる冠動脈が同時に心筋梗塞を発症する確率よりも，肺血栓塞栓症の発症を考えるほうが合理的ということですが，同時に，下壁梗塞所見としてはQ3T3が，前壁梗塞所見としてV1〜V3誘導の陰性T波が相当します．右心負荷が強いときにはしばしば右脚ブロックを呈します．

この章のまとめ

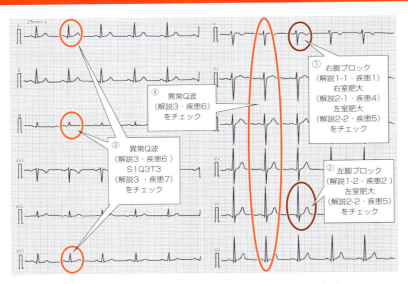

- QRS波については，脚ブロック，心肥大，陳旧性心筋梗塞の評価が重要で，I，aVF，V1，V5の4誘導を基準にすることで効率のよい評価が可能です．
- 右脚ブロックの特徴はV1誘導でのrSR'パタンで，左脚ブロックの特徴はV5(V6)誘導での結節性R波です．QRS幅が0.12秒（記録紙の目盛りで3マス）以上あれば完全脚ブロック，0.12秒未満であれば不完全脚ブロックとよびます．
- 右脚ブロック（本来は正常軸から軽度の右軸偏位）に左脚前枝ブロックを合併した場合には左軸偏位を呈し，左脚後枝ブロックを合併した場合には著明な右軸偏位を呈します．
- ST上昇を伴う右脚ブロック例型の心電図が心室細動を呈するブルガダ症候群として注目されており，coved型とsaddle-back型の2型に分類されます．
- 右室肥大ではV1のR/S比が1より大きくなり，これに伴いT波が平低〜陰性化し，右軸偏位を呈します．
- SV1+RV5（またはRV6）＞35mmという高電位差基準に加えて，ストレインパタンを伴った場合に左室肥大と診断します．
- 心筋梗塞の異常Q波の出現により，軸偏位や移行帯の異常を認めることがあります．同時に，異常Q波の誘導から梗塞部位を同定することが可能です．
- V1〜V2は主に中隔部分を，V3〜V4は前壁部分を反映し，広範前壁梗塞ではV1〜V6まで，広い範囲にQ波を認めます．側壁梗塞・高位側壁梗塞では，I，aVL，一部V5〜V6に梗塞の変化を認め，下壁梗塞では，II，III，aVFに梗塞の変化を認めます．ただし，後壁梗塞ではQ波は形成されず，V1〜V2でR波の増高を認めます．
- 急性肺血栓塞栓症では，IのS波とIIIのQ波・陰性T波の変化（S1Q3T3）および前胸部誘導のT波の陰性化と時計軸回転が特徴的です．

●参考文献
1) 上嶋健治. 心筋梗塞. ビギナーのための心電図便利帳. 大阪：最新医学社, 2016：135-43.
2) 豊嶋英明, 宇佐見隆廣, 栂木晶子, ほか.「日循協心電図コード2005（1982年版ミネソタコード準拠）」の開発とその経緯. 日循予防誌 2005；40：138-54.
3) Brugada P, Brugada J. Right bundle branch block, persistent ST segment elevation and sudden cardiac death: a

distinct clinical and electrocardiographic syndrome. A multicenter report. J Am Coll Cardiol 1992；20；1391-6.
4）Chen Q, Kirsch GE, Zhang D, et al. Genetic basis and molecular mechanism for idiopathic ventricular fibrillation. Nature 1998；392；293-6.
5）上嶋健治. 脚ブロック. ビギナーのための心電図便利帳. 大阪：最新医学社, 2016：54.
6）上嶋健治. 心筋梗塞. ビギナーのための心電図便利帳. 大阪：最新医学社, 2016：135-48.
7）上嶋健治. スキ間で極意!! いつでもどこでも心電図判読88問. 東京：克誠堂出版社, 2017：261-3.

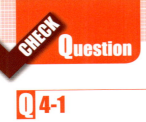

Q 4-1

心電図診断は何でしょうか？

Q 4-2

心電図診断は何でしょうか？

Q 4-3

脚ブロックパタンのようでもありますが，心電図診断は何でしょうか？

問題心電図

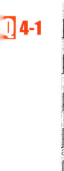
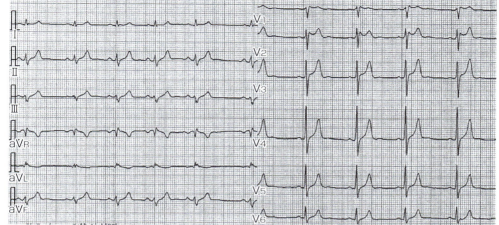

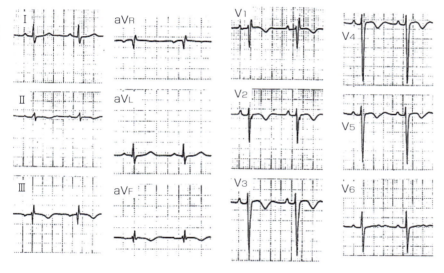

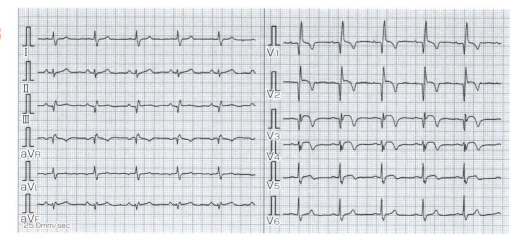

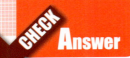

A 4-1　ブルガダ型心電図

　V_1, V_2 に着目すると，ブルガダ型心電図であることが明らかです．このST上昇のパタンには2種類あり，rSR'の右脚ブロックパタンは共通ですが，V_1のように上昇したST部分が，急峻に下降して陰性T波に移行するcoved型と，V_2のようにST部分の中央がくぼみを呈するsaddle-back型とに分類されます．問題の心電図では，同一の患者さんに2種類のパタンが認められます．

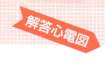

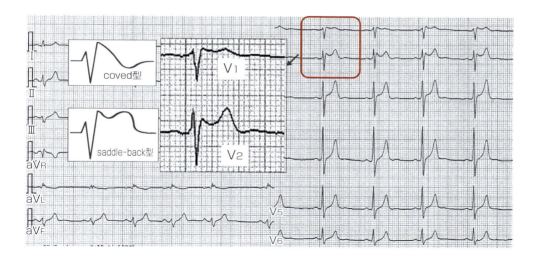

A 4-2　急性肺塞栓症

肢誘導のⅠにS波とⅢにQ波と陰性T波(S1Q3T3)を認め，前胸部誘導のT波の陰性化と時計軸回転を認めており，典型的な急性肺塞栓症の心電図変化と考えます．

解答心電図

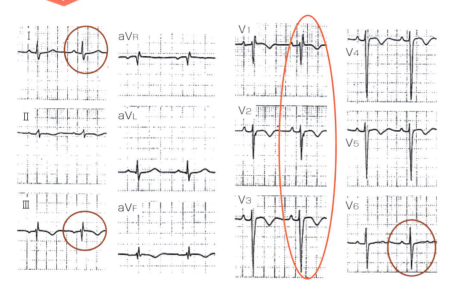

A 4-3　前壁中隔梗塞に合併した右脚ブロック

　基本的にはrSR'の右脚ブロックパタンのようですが，V_1とV_2のr波が削られており，確認できません．さらによく見ると，V_3のQRSには異常Q波が認められます．

　したがって，前壁中隔梗塞に合併した右脚ブロックと考えられます．

COLUMN-5　犬と散歩する人はこのうえなく幸福です5

　左京区の取り組み「左京・健康なまちづくりプロジェクト」として，「私の左京健康スポット」というお気に入りの場所を写真と100字以内の文章で紹介するコンテストがありました．愛犬の七五三太（しめた）はすでに前著の『スキ間で極意!! いつでもどこでも心電図判読88問(pp. 5-6)』で写真デビューしていますが，2018年6月に下記の文章と写真で応募したところ大賞をいただきました（写真1）.

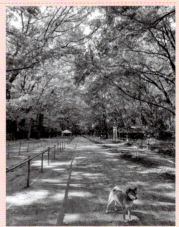

写真1

　　早朝，愛犬と下鴨神社の糺の森を訪れます．葵祭の頃，春の新緑が夏の翠緑に移ろい，樹木のドームの中を歩く気分は最高です．森の精気が身体中に沁みわたり，1日の活力が頂けます．

　ちなみに大賞のご褒美は5,000円の図書カードでした．

　　犬連れて　世界遺産に　腰降ろす

解答心電図

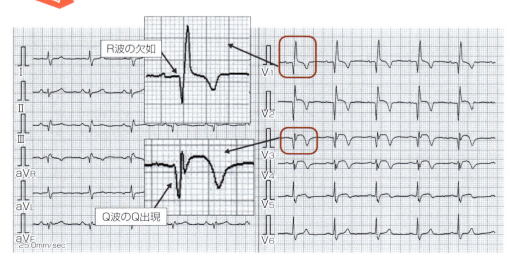

第5章 ST部分・T波・U波をチェック

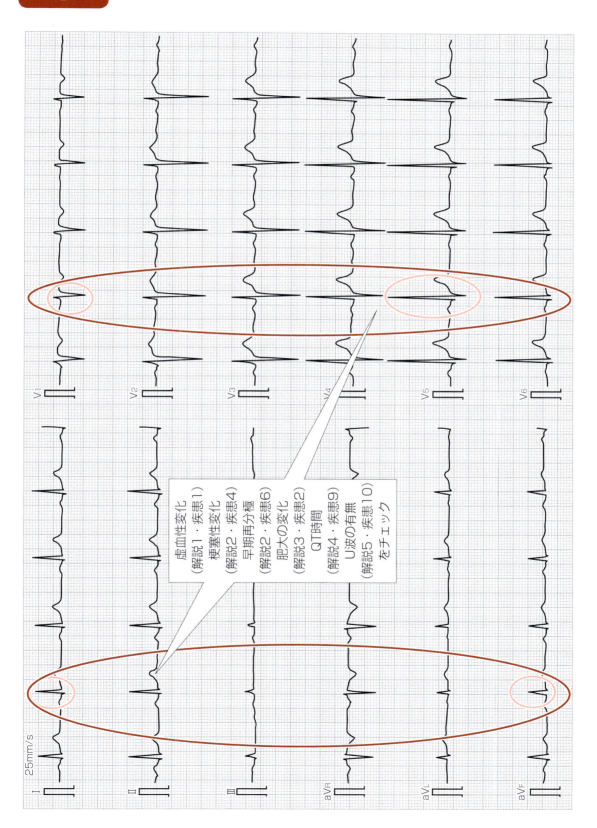

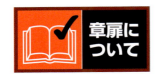

　虚血性の心電図変化は主に ST 部分の偏位として認められます．ST 偏位の評価は通常 QRS 波形の終末で T 波との接合部分(junction)である J 点で行います．ST 偏位は通常の狭心症のような一過性の非貫壁性の心内膜下虚血では，心電図上の ST 低下として反映されます．一方，心外膜も含めた貫壁性の重症虚血時には ST 上昇として認められます．

　虚血性の ST 低下はⅡ，Ⅲ，aVF，V5，V6 誘導で認められることが多く，ST 上昇は責任冠動脈を反映するため，やはり基本的にはⅠ，aVF，V1，V5 誘導を抑えることが重要なため，章扉にもその箇所を示しました．

　また，見落としを少なくするために，T 波の高さや深さ，QT 間隔および U 波の評価もこの章で確認します．

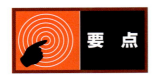

1. ST 低下（非貫壁性の心内膜下虚血など）の評価

　冠動脈病変などを基盤に，一過性に冠血流が減少したり，相対的に心筋の酸素需要が過剰になると，可逆性の非貫壁性の心筋虚血が生じます．冠動脈は心外膜側から心筋を灌流するため，心外膜側に比べて心内膜側がより虚血にさらされやすくなります．したがって，自然発作や運動負荷試験により生じる心筋虚血は通常心内膜下虚血で，心電図変化としては ST 低下が基本です．

　診断には，発作時の虚血性の心電図変化の確認（可能であれば非発作時心電図との比較）が基本で，ST 低下の評価は QRS 波形の終末で T 波との接合部分(junction)である J 点で行います．このうち，上昇型(up-sloping)については，程度の差こそあれ運動負荷試験などで心拍数が増加したときに認められるため，虚血所見とするには問題があります．水平型(horizontal)または下降型(down-sloping または sagging)が典型的な虚血のパタンと考えるべきです（図 5-1）．

　なお，ST 低下をもたらす原因は心筋虚血だけではありません．左室肥大時のストレインパタンや脚ブロックおよび自律神経障害（褐色細胞腫やたこつぼ心筋症も含む）やジギタリス中毒などでも ST 部分は低下します．

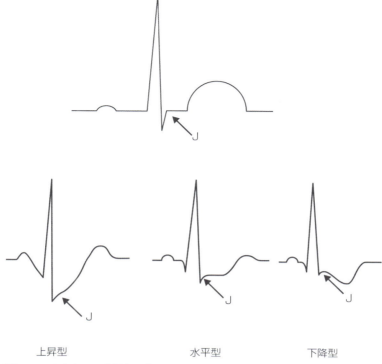

図 5-1　J 点と ST 低下のパタン
　上段：J 点とは QRS 波形の終末と T 波との接合部分のことで，上段の図の矢印部分が J 点に相当します．
　下段：ST 低下の 3 パタンを示しています．左から，上昇型(up-slowping)，水平型(horizontal)，下降型(down-slowping)の ST 下降時の J 点を示しますが，水平型と下降型が虚血性の ST 変化を示します．
（文献 1）より許諾を得て改変転載）

2. ST 上昇（貫壁性の重症心筋虚血）の評価

　冠動脈に血栓が形成されたり，冠攣縮が関与して内腔が完全に閉塞して冠血流が途絶した結果，心外膜も含めた貫壁性の重症虚血を生じるときには ST 上昇として記録されます．代表的な疾患は心筋梗塞と冠攣縮性狭心症です．

　心筋梗塞の診断には，20 分以上続く激烈な前胸部痛といった病歴や，心筋壊死に基づく炎症反応と心筋逸脱酵素の上昇などが重要な情報になりますが，非侵襲的かつ迅速な診断には心電図検査は極めて有用です．心筋梗塞の心電図変化は発症後の時間経過によって異なることはすでに述べた通りですが（図 4-1），ST 上昇の所見は急性期の所見です．

　心臓の表面を走行する比較的太い冠動脈が一過性に異常に収縮した状態を冠攣縮とよび，冠攣縮性狭心症は安静時（特に夜間から早朝にかけて）に出現したり，運動耐容能の著明な日内変動（心筋虚血による早朝の運動能の著明な低下）が認められるなど，通常の労作性狭心症とは異なった病態を示し，貫壁性の虚血を生じるため心電図は ST 上昇を呈します．

　なお，非虚血性心疾患ですが，ST 上昇を呈する病態として心筋炎も忘れてはいけません．

3. ST 上昇（早期再分極）と J 波の評価

　実は，早期再分極や J 波の定義は必ずしも明確ではありません[2]．また，早期再分極による ST 上昇は健常人でも認める所見ですので，下壁または側壁を反映する誘導（Ⅱ，Ⅲ，aVF，または V4，V5，V6）の

おのおの2誘導以上での基線からの1 mm（0.1 mV）のST上昇と定義します[2]．通常，早期再分極は下向きの凹状のST部分と陽性のT波を伴います（図5-2）．同時に，QRS波の下行脚とT波の接合部（J点）に明瞭な陽性のノッチ（結節）があるとき，これをJ波とよび，形状によってノッチ状のJ波とスラー状のJ波に分けられます．これらの所見は虚血と関連するものではありません．

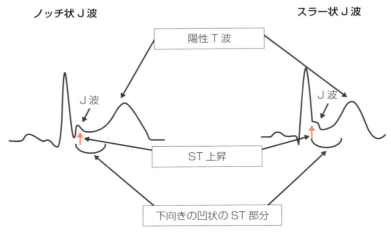

図5-2　J波の特徴
　J波にはノッチ状のJ波（左）とスラー状のJ波（右）があります．下壁（Ⅱ，Ⅲ，aVF），または側壁（Ⅰ，aVL，V4〜V6）のおのおのに，0.1 mV以上のJ波が2誘導以上にある場合を有意な所見として取り上げます．

しかし，このような心電図所見は，ブルガダ症候群のV1，V2の再分極パタンに類似していることと，実際J波を伴う早期再分極症候群の中には，致死性不整脈を合併する症例があることから，J波の存在と突然死のリスクに関心が高まり，特に下壁誘導にJ波が認められる際にそのリスクが大きいとされています[2]．

4. T波の高さ・深さの評価

　T波の高さは種々の病態の影響を受けますが，忘れてならないのは電解質の影響です．特に，カリウム（K）とマグネシウム（Mg）の影響が有名です．
　通常T波は，aVR誘導以外では陽性を示しますが，高血圧や心筋症による心肥大や心筋梗塞などでは陰性T波を認めます．

5. QT間隔の評価

　QT間隔も薬物をはじめ種々の病態の影響を受けます．遺伝的QT延長症候群，電解質異常，抗不整脈薬の影響などが代表的なものですが，QTの延長は致死的不整脈を引き起こすことがあるので，その評価は重要です．

6. U波の評価

　U波の有無は通常の読影では大きなウエイトを占めるものではありませんが，心筋虚血が関与したU波の出現は，重症虚血を示唆する所見の可能性もあり，けっして侮れません．

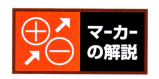

1. ST低下は，aVFとV5誘導に着目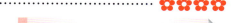

　心内膜下虚血では，冠動脈の責任血管を問わず，Ⅱ，Ⅲ，aVF，V5，V6誘導でSTの低下が認められるため，STの低下した誘導からは冠動脈の責任血管を推測できません．これは，心内膜下虚血は広範に及ぶことと，STの低下度がR波の高さに依存するためと考えられています．しかし高度なST低下や広範にST低下を認める場合には，重症冠動脈疾患の可能性が高いことが示唆されます．この意味でも，R波高が高いaVF，V5誘導に着目することは理に適っています．

　なお，運動負荷試験などでは，ST低下をJ点で計測して水平型や下降型で0.1 mV以上の低下を虚血の判定基準として用いています．しかし，自然発作の場合には，以前に記録された心電図に比べて変化があれば，0.1 mV以上の低下がなくても虚血所見を疑うべきです．

　また，左室肥大のST低下も高いR波を呈するV5誘導で明瞭に観察され，陰性T波につながる一連のST-T変化はストレインパタンとよばれます（MEMO5-1）．

> **MEMO5-1　ストレインパタン**
>
> 　英語のstrainには，張りや張っている状態，（心身の）緊張や力み，骨折り，あるいは重い負担という意味があるようです．心電図のST部分の低下から非対称性の陰性T波につながる状態は高血圧などの左室の負荷によるものとの考えから，このような表現が用いられているものと思われますが，上手い日本語訳はないようです．概念的には，ストレインパタンとは，「左室に一定以上の負荷が一定期間以上持続したために生じた心筋障害を反映した心電図変化」とでもいえそうです．

2. ST上昇は，Ⅰ，aVF，V1，V5の4誘導に着目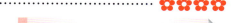

　非貫壁性の虚血によるST低下誘導からは冠動脈の責任血管を推測できませんが，貫壁性の虚血によるST上昇ではその上昇した誘導から責任冠動脈の推測が可能です．したがって，心臓の虚血部位と責任冠動脈を勘案した判読が重要です．Ⅰ誘導は心臓の側壁（左回旋枝・一部は左前下行枝），aVF誘導は下壁（右冠動脈・一部は左回旋枝），V1誘導は中隔（一部は前壁）（左前下行枝），V5誘導は側壁（一部は前壁）（左前下行枝・一部は左回旋枝）を反映するので，少なくともこの4誘導の判読を怠るべきではありません．

　また，心筋炎には責任冠動脈は存在せず，肢誘導～胸部誘導に広範なST上昇が認められますが，上記の4誘導に着目することの意義は薄れません．

　早期再分極によるSTの上昇は主に下壁と側壁誘導に出現するとされています[3]ので，aVF，V5誘導の観察は重要です．

3. T波の増高と低下および陰性化もⅠ，aVF，V1，V5の4誘導に着目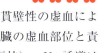

　T波の高さはR波の高さに影響を受けるので，R波が高い電位を示すV5誘導の評価は必須です．

　心筋梗塞に基づく冠性T波は梗塞部位に現れます．したがって，ⅠとV5，aVF，V1の誘導は，おのおの側壁，下壁，前壁（中隔）の梗塞を反映するため，各誘導でのT波の評価は必要です．また，ストレインパタンはV5誘導を中心に認められることから，V5はT波評価のキーになる誘導と考えます．

　図5-3に左室肥大に基づくストレインパタンの陰性T波と心筋梗塞に基づく冠性T波の模式図を示します[4]．

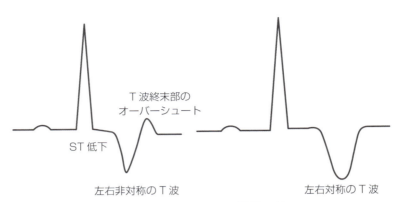

図 5-3　ストレインパタンと冠性 T 波による陰性 T 波
　左室肥大時のストレインパタンは，ST の低下に陰性 T 波が続くものですが，この陰性 T 波は左右非対称です．時には陰性 T 波の終末部が基線より陽性になるオーバーシュートを呈します．
　一方，心筋梗塞症後の陰性 T 波〔冠性 T 波(coronary T wave)〕は左右対称性で，オーバーシュートを見ることはまれです．

4. QT 間隔の延長と短縮にはⅠ，aV_F，V_5 の 3 誘導に着目

　QT 間隔も薬物をはじめ病態の影響を受けます．遺伝的 QT 延長症候群，電解質異常，抗不整脈薬の影響などが代表的なものですが，QT の延長は致死的不整脈を引き起こすことがあるので，その評価は重要です．

　QT 間隔の延長や短縮は，本来すべての誘導に反映されるものですが，T 波高が低いと基線との境界が明瞭にならないため，T 波が高い誘導のほうが QT 間隔の測定に適しています．その意味でもⅠ，aV_F，V_5 の 3 誘導は評価に適切な誘導です．

5. 虚血に関連した U 波の出現には V_1(V_2)と V_5 誘導に着目

　新たに生じた重症心筋虚血の心電図変化として，V_3〜V_5 誘導の陰性 U 波[5]，および V_1〜V_3 誘導の陽性 U 波が重要な所見と報告されています[6)7)]．詳細は後述します．

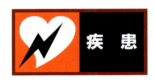

ST 偏位や T・U 波に影響を与える病態や疾患

1. 狭心症・無痛性心筋虚血(ST 低下)

　非貫壁性の心内膜下虚血を呈する狭心症や無痛性心筋虚血では，ST 低下を認めます．図 5-4 では，運動負荷試験の結果，Ⅱ，Ⅲ，aV_F，V_3〜V_6 誘導で ST の低下が認められます．また図 5-5 は，自然発作によるⅠ，Ⅱ，V_4〜V_6 誘導で ST の低下を認めています．

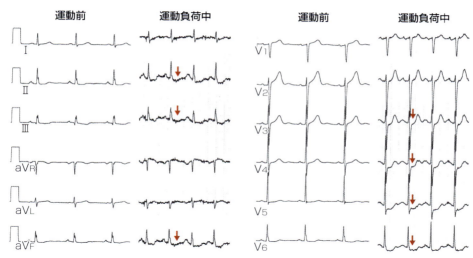

図 5-4 運動負荷による虚血性心電図変化
運動負荷により，Ⅱ，Ⅲ，aVF，V₃〜V₆で1mm以上のST低下を認め（↓），V₃以外の誘導では水平型の虚血性ST低下を示しています．

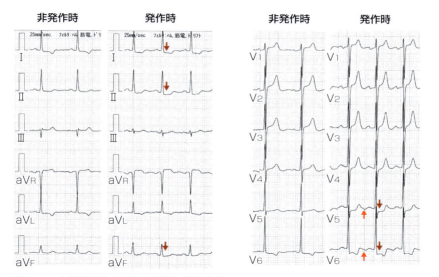

図 5-5 自然発作による虚血性心電図変化
非発作時の心電図に比べて，Ⅱ，aVF，V₅で1mm以上の水平型の虚血性ST低下を示し，Ⅰ，V₆で1mm以上の下降型のST低下を認めます（↓）．また，V₅〜V₆で陰性U波も認めています（↑）．

2. 左室肥大によるストレインパタン（ST低下）

　第4章の左室肥大の項でも言及しましたが，Sokolov-Lyonの基準に照らし合わせた電位の基準を満たすだけでは，高電位差の診断にすぎず，ストレインパタンを合併して，はじめて左室肥大と診断できます．図5-6には，典型的な左室肥大の心電図を提示します．

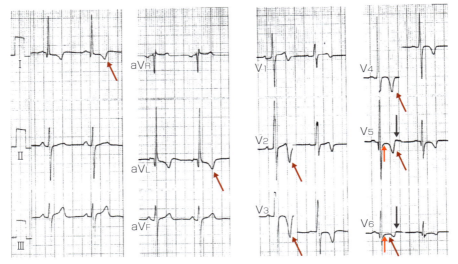

図 5-6　ストレインパタンと陰性 T 波
　I，aVL，V₂～V₆ で左右非対称の陰性 T 波を認めます（濃赤矢印）．V₅～V₆ では ST 低下（薄赤矢印↑）と陰性 T 波終末部のオーバーシュート（黒矢印↓）を認めます．

3. ジギタリス・電解質異常などの外的影響（ST 低下）　🌼🌼🌼🌸

　電解質異常，自律神経障害（褐色細胞腫やたこつぼ心筋症も含む）やジギタリス中毒などでも ST 部分は低下します．中でも，ジギタリス中毒の ST 低下は，「盆状降下」として有名で（図 5-7）[8]，しかも運動負荷などによる ST 低下が誇張した形で表現されます．

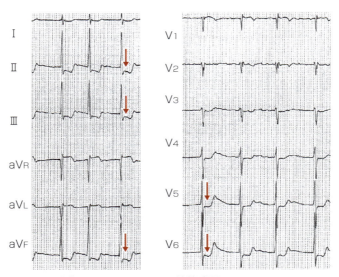

図 5-7　ジギタリスによる ST の盆状降下
　↓の誘導で右下がりから円弧状を描く ST 盆状低下を認めます．

4. 心筋梗塞・冠攣縮性狭心症（ST 上昇）　🌼🌼🌼🌼

　貫壁性虚血による ST 上昇では，上昇した誘導が梗塞部位，すなわち責任冠動脈を反映するため，下壁梗塞では，II，III，aVF 誘導で ST の上昇を，前壁（中隔）梗塞では，V₁～V₄ 誘導で ST の上昇を，側

壁梗塞では，Ⅰ，aVL，V5，V6 誘導で ST の上昇を認めます．ただし，後壁梗塞では，後壁の対側になる V1・V2 誘導で ST の低下を認めます．

図 5-8〜13 に，おのおの，下壁，前壁（中隔），広範前壁，側壁（下後壁），高位側壁，下壁（後壁）の急性期心電図を提示しました．各心電図の説明を参照ください．

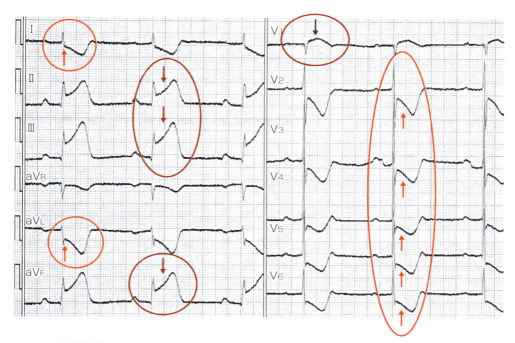

図 5-8　下壁梗塞の心電図変化
　Ⅱ，Ⅲ，aVF に ST 上昇（濃赤矢印）を認め，対側の Ⅰ，aVL および V2〜V6 誘導にミラーイメージとして ST の低下を認めます（薄赤矢印）．本心電図で注意すべき点は V1 誘導の ST 上昇（黒矢印）で，右冠動脈の中枢側を病変として右室梗塞を合併した場合に，V3R，V4R，時には V1 といった右側胸部誘導に ST 上昇を認めることがあります．本例でも右室梗塞の合併を強く疑います．右室枝を含む右冠動脈の中枢側の病変を示唆します．

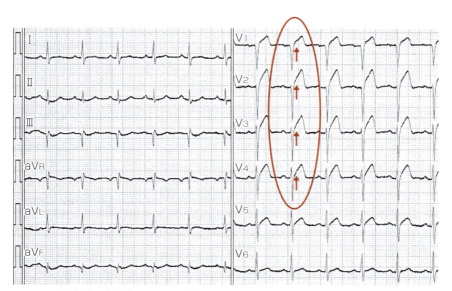

図 5-9　前壁（中隔）梗塞の心電図変化
　V1〜V4 の前壁部分を反映する誘導で ST 上昇を認めます（↑）．左前下行枝の冠動脈病変を示唆します．

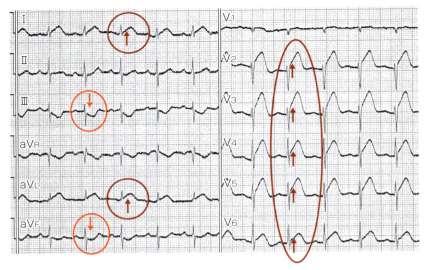

図 5-10 広範前壁梗塞の心電図変化
Ⅰ，aVL，V2〜V6 の胸部誘導の広範囲に（V1 もわずかに）ST の上昇を認めます（↑）．また，Ⅲ，aVF にミラーイメージとしての ST 低下（↓）を認めます．左前下行枝の中枢側の病変を示唆します．

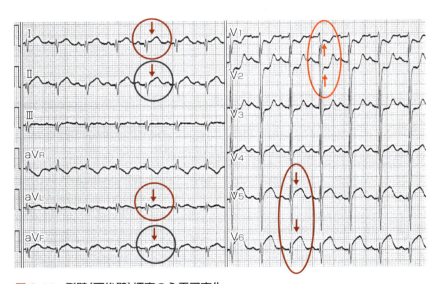

図 5-11 側壁（下後壁）梗塞の心電図変化
Ⅰ，aVL，V5〜V6 で ST 上昇を認め（濃赤枠），そのミラーイメージとして，V1〜V2 に ST の低下を認めます（薄赤枠）．この対側性変化は後壁部分の ST 上昇（すなわち後壁梗塞）の反映と考えます．なお，Ⅱ，aVF にも ST 上昇を認めること（黒枠）から，下壁にも梗塞が及んでいると考えられ，左回旋枝の中枢側の病変を示唆します．

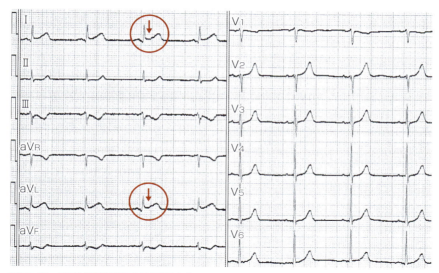

図 5-12 高位側壁梗塞の心電図変化
　Ⅰ，aV_L に ST 上昇を認めますが（↓），ミラーイメージとしての ST 低下は認めていません．冠動脈造影では左冠動脈の対角枝に病変を認めましたが，左回旋枝の鈍縁枝を責任血管としてもほぼ同様の心電図変化を呈します．

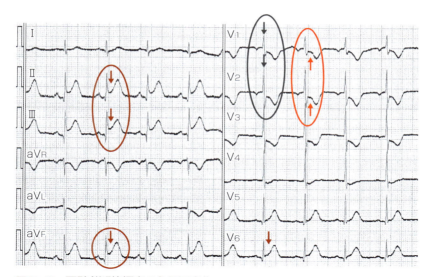

図 5-13 下壁（後壁）梗塞の心電図変化
　Ⅱ，Ⅲ，aV_F に ST 上昇を認めます（濃赤矢印）．また，V_1～V_2 の ST 低下とともに（薄赤矢印），V_1～V_2(V_3) に R 波の増高（黒矢印）も認めます．V_1～V_2 の ST 低下は図 5-11 と同様に後壁の ST 上昇を反映した心電図変化ですが，R 波の増高は後壁側の異常 Q 波のミラーイメージであり，これも後壁梗塞の心電図変化と考えられます．冠動脈造影では責任血管は左回旋枝で，冠動脈病変は後下行枝でした．

109

なお，ST上昇型の心電図変化では，ST上昇の対側の誘導にミラーイメージ（鏡像現象）としてSTの低下を認めることにも注意が必要です．ミラーイメージに関する模式図を図4-15（QRS波評価）に示しています．なお，ST上昇のミラーイメージとしてのST低下を認めるものの，ST低下のミラーイメージとしてのST上昇を認めることはまずありません．

　また，図5-14には運動負荷試験によって誘発されたST上昇型の冠攣縮性の狭心発作の心電図を示しました．

　図5-15は，過換気試験によって誘発されたST上昇型の狭心発作で，広範な誘導でSTの上昇は矩形波を呈しています[9]．

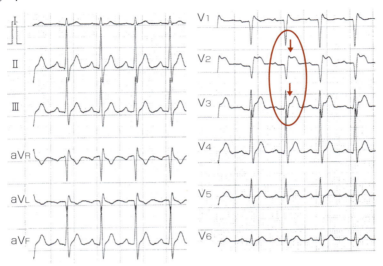

図 5-14　運動負荷試験による ST 上昇
　運動負荷心電図により胸部誘導でST上昇（↓：V2～V3）を認めます．左前下行枝を責任血管とする冠攣縮性の貫壁性の虚血と考えられます．

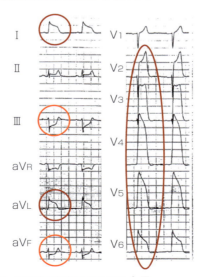

図 5-15　過換気試験による ST 上昇
　過換気試験によって誘発されたST上昇型の狭心発作で，Ⅰ，aVL，V2～V6の広範な誘導でSTの上昇は矩形波を呈しており（濃赤枠），対側のⅢ，aVF誘導にミラーイメージ（鏡像現象）としてSTの低下を認めています（薄赤枠）．左前下行枝の起始部を責任病変とする冠攣縮性の貫壁性虚血と考えられます．
（文献9）より改変引用）

5. 心筋炎（ST 上昇）

　心筋炎の急性期の心電図変化として，心筋梗塞発症時のように ST 上昇が認められます．しかし，責任血管がないため局所的な ST 上昇ではなく，ほぼ全誘導（aVR を除く）に見られる傾向にあり，また ST 上昇の程度は軽い傾向にあります（図 5-16）．

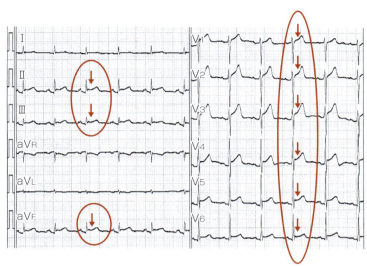

図 5-16　心筋炎
　比較的程度の軽い ST 上昇（↓）を，Ⅱ，Ⅲ，aVF，V1～V6 に認めています．

6. 早期再分極と J 波（ST 上昇）

　下壁（Ⅱ，Ⅲ，aVF）の 2 誘導以上，または側壁（I，aVL，V4～V6）の 2 誘導以上に 0.1 mV 以上の J 波がある場合に有意な所見と考えることはすでに述べた通りで，図 5-17 に実例を示します．なお，すべての早期再分極や J 波の所見が突然死のハイリスクとは考えられませんが，失神歴のあるような一部の症例ではハイリスクとなる可能性も否定できません．

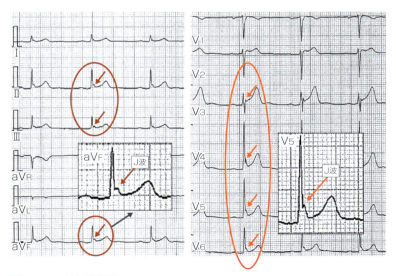

図 5-17　J 波の実例
　下壁（Ⅱ，Ⅲ，aVF）の 3 誘導にスラー状の J 波を，または側壁（V3～V6）の 4 誘導にノッチ状の J 波を認めます．

7. T 波の増高と減高

　高カリウム血症の典型的な心電図変化は T 波の増高で，T 波の幅が比較的狭く，左右対称なことからテント状 T 波（tentrial T）とよばれます（図 5-18）．高カリウム血症がさらに進展すると P 波の消失や伝導障害（心房，房室，および心室内）を呈し（図 5-19），さらには正弦（サイン）波（sine wave）とよばれる幅の広い QRS と徐脈を呈します（図 5-20）[10]．

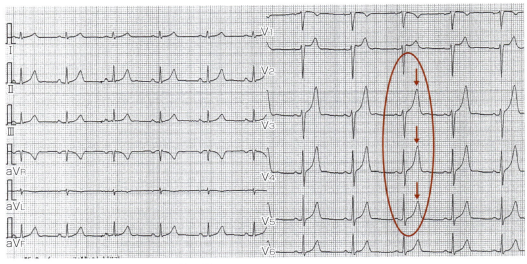

図 5-18　高カリウム血症のテント状 T 波
　V₃〜V₅ 誘導に比較的幅が狭く，先鋭な T 波を認めます．この心電図の患者さんの K 値は 5.9 mEq/L でした．

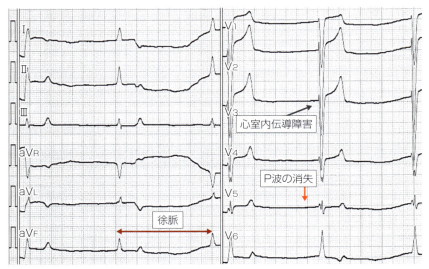

図 5-19　高カリウム血症による伝導障害
　心拍数 34 拍/分の著名な徐脈に加えて，P 波が確認できません．QRS 幅も広く心室内の伝導障害も認めます．この心電図の患者さんの K 値は 7.1 mEq/L でした．

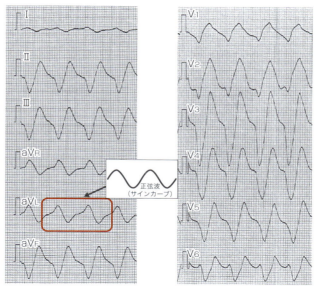

図 5-20　高カリウム血症による正弦波形
　正常な QRS 波形を認めず，aVL 誘導では正弦波形（サインカーブ）を認めます．この心電図の患者さんの K 値は 8.4 mEq/L でした．
（文献 10）より改変引用）

8. 陰性 T 波　　　　　　　　　　　　　　　　　　　　　　🌸🌸🌸🌸

　図 5-21 に陰性 T 波を呈する高血圧患者の心電図を提示します．陰性 T 波は高血圧や弁膜症などの心肥大に関連する疾患に認められますが，このストレインパタンによる陰性 T 波は左右が非対称です．これは，心筋梗塞で認められる冠性 T 波が左右対称な点とは異なるところです（図 5-3）．

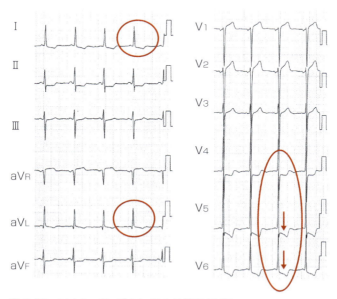

図 5-21　ストレインパタンによる陰性 T 波
　高血圧患者の左室肥大の心電図で，I，aVL，特に V5〜V6 にストレインパタンによる陰性 T 波を認めます．

また，褐色細胞腫やたこつぼ心筋症など自律神経系の異常に伴う陰性 T 波，および肥大型心筋症に伴う陰性 T 波はときに T 波の深さが 1 mV を超えることがあり(図 5-22)，これを巨大陰性 T 波(giant negative T wave：GNT)とよぶことがあります．

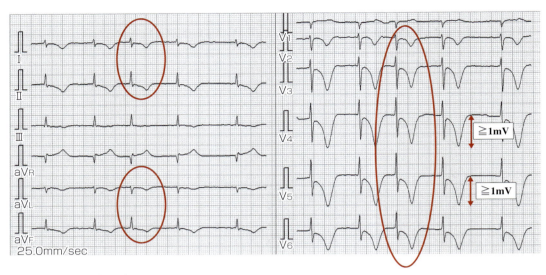

図 5-22　巨大陰性 T 波
　肥大型心筋症患者の心電図で，Ⅰ，Ⅱ，aVL，aVF，V2〜V6 に陰性 T 波を認めますが，V4，V5 の陰性 T 波の深さは 1 mV を超えており，巨大陰性 T 波と評価できます．

9. QT 間隔の延長と短縮

9-1. QT 間隔の延長

　低カリウム血症・低マグネシウム血症の心電図では，QT(QU)延長を認めます．この QT 延長は，T 波と U 波が合体した TU 複合波形の延長が特徴です(図 5-23)．心室性期外収縮などを認め，時には倒錯型心室頻拍(torsades de pointes：トルサード・ド・ポアンツ)(図 5-24)といった致死的不整脈を呈する場合もあります(MEMO5-2)．

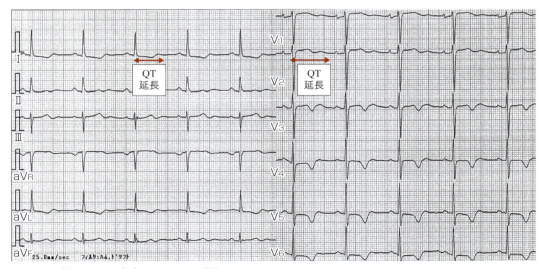

図 5-23　低カリウム血症による QT 延長
　全誘導で QT の延長を認めますが，V1・V2 で明らかなように，T 波と U 波が融合して全体の QT 間隔を延長させています．

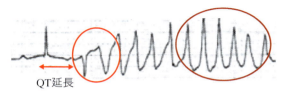

図 5-24　QT 延長による倒錯型心室頻拍
延長した QT 部分の T 波の終末部のタイミングに心室性期外収縮が発生し，倒錯型心室頻拍が生じています．

低カルシウム血症でも QT 延長を認めますが，TU 複合波形の延長ではなく，むしろ S-T 部分の延長としてとらえられます（図 5-25）．低カリウム血症と低カルシウム血症の QT 延長の違いを模式的に図 5-26 に示しました．

QT 延長は遺伝的な QT 延長症候群や薬物による QT 延長でも認められますが，補正 QT（QTc）間隔で 0.46 秒以上を臨床的な QT 延長と考えて対応すべきです（MEMO5-3）．

> **MEMO05-2　倒錯型心室頻拍**
> **（torsades de pointes；トルサード・ド・ポアンツ）**
>
> 心室頻拍の 1 型で図 5-24 のように頻拍発作初期の QRS は陰性ですが（薄赤丸），後半では陽性に転じており（濃赤丸），QRS がねじれたようになっています．このように QRS 波形が 1 拍ごとに変化して横軸の基線を軸に「ねじれ」を生じる心室頻拍を倒錯型心室頻拍症とよび，原因として QT 延長に伴うものが大半です．
>
> なお，torsades de pointes は「棘波のねじれ」を意味するフランス語で，トルサード・ド・ポワンツと表記されます．トルサードは英語のトルネード（竜巻）と語源的には同じでねじれを表しています．「de」は「デ」，「pointes」は「ポアント」「ポワント」「ポワンツ」などと表記されることもあります．また，略語として TdP と表記されることもあります．

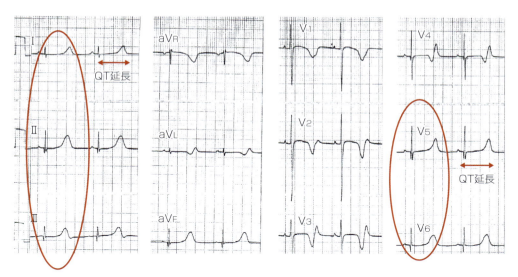

図 5-25　低カルシウム血症による QT 延長
全誘導で QT の延長を認めますが，Ⅰ，Ⅱ，Ⅲ，V5，V6 で明らかなように，S 波と T 波の間隔が延長して全体の QT 間隔を延長させています．

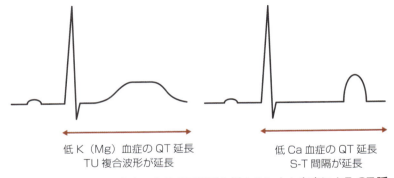

図 5-26 **低カリウム血症によるQT延長と低カルシウム血症によるQT延長の模式図**
低カリウム血症では、T波とU波の複合波形がQT間隔を延長させ、低カルシウム血症では、S-T間隔が延長してQT間隔を延長させています。

> **MEMO5-3 補正QT間隔（QTc間隔）**
>
> QT間隔は頻脈時には心拍数の影響を受ける（徐脈では延長し・頻脈では短縮する）ため、標準化して算出する必要があります。臨床的には、
>
> Bazzetの補正式：補正QT間隔（QTc間隔）＝（実測QT間隔）÷√(RR間隔)
>
> によって、RR間隔（心拍数）で補正します。この式によって求めたQT間隔、すなわちQTcは、心拍数が60拍/分のときのQT間隔に相当します。なお、QTcのcは、correction（補正）を意味しています。

9-2. QT間隔の短縮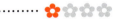

高カルシウム血症ではQT間隔の短縮を認めるだけでなく（図5-27）、ST部分も短縮し、ときには短くなりすぎてST部分が消失することさえあります。

頻度はまれですが、家族性にQTc間隔が0.30秒以下に短縮し、若年での突然死を特徴とするQT短縮症候群という疾患概念もあります。

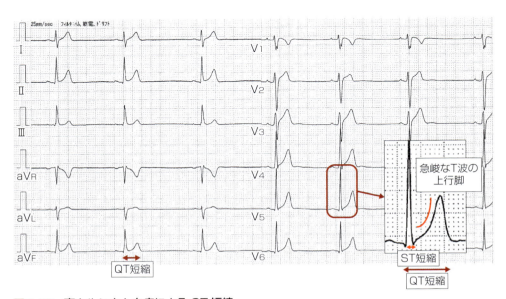

図 5-27 **高カルシウム血症によるQT短縮**
全誘導でQT間隔の短縮を認めるだけでなく、ST部分も短縮してQRS群の直後に急峻なT波の上行脚を認めます。

10. 虚血に関連したU波の出現

重症心筋虚血の心電図変化としてのU波の変化は運動負荷試験で観察されることが多いのですが(図5-28左)，自然発作のときにも認められます．前胸部のV₃～V₅誘導に新たに出現したU波の陰転化は，感度は高くないものの特異度が高いことと，前壁中隔の虚血を反映して左前下行枝の中枢側病変を示唆することから，見落とさないようにすべき重要な所見です．

また，右側胸部のV₁～V₂(V₃)誘導に新たに出現した 0.1 mV 以上の陽性U波は後下壁の重症な虚血を反映し，左回旋枝の病変あるいは右冠動脈の病変を示唆します(図5-28右)．

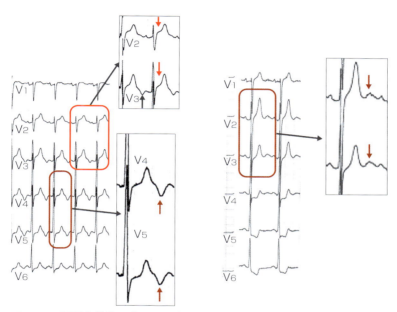

図 5-28　運動負荷後に出現した胸部誘導の陰性U波と陽性U波

いずれも，運動負荷後に新たに出現した胸部誘導U波を示しています．

左図ではV₃～V₆に陰性U波を認め，特にV₄・V₅で顕著です(濃赤矢印)．後に実施した冠動脈造影では左前下行枝の中枢側の病変で，よく見るとV₃(V₂)では貫壁性虚血を反映するST上昇(薄赤矢印)と陰性U波(黒矢印)を認めています．

また，右図ではV₂・V₃で陽性U波(↓)を認めます．本症例では右冠動脈の後下行枝の完全閉塞を認めており，後下壁の重症虚血を反映したものと考えられます．

この章のまとめ

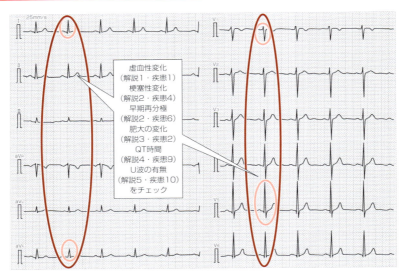

- ST低下を来す代表的な病態は心内膜下虚血で，水平型または下降型が典型的な虚血のパターンです．しかし，STの低下した誘導からは冠動脈の責任血管を推測できません．
- 左室肥大のST低下から陰性T波につながる一連の変化はストレインパタンとよばれます．
- 電解質異常や自律神経障害などでもSTは低下しますが，ジギタリス中毒のST低下は，盆状降下として有名です．
- ST上昇は心筋梗塞や冠攣縮性狭心症などの心外膜に及ぶ貫壁性の重症虚血時に認められ，その上昇した誘導から責任冠動脈の推測が可能です．
- 心筋炎には責任冠動脈は存在せず，広範な誘導にST上昇が認められます．
- 早期再分極によるSTの上昇やJ波は主に下壁誘導とV4～V6誘導に出現する傾向が高く，失神歴のあるような一部の症例ではハイリスクとなる可能性も否定できません．
- T波の変化としては，高カリウム（マグネシウム）血症のT波の増高したテント状T波が有名ですが，伝導障害や正弦波にも注意します．
- 低カリウム（マグネシウム）血症の心電図では，ST低下，T波減高，QT（QU）延長を認めます．なお，QT延長は電解質異常や遺伝的なQT延長症候群などでも認められますが，QTcで0.46秒以上を臨床的なQT延長と考えて対応すべきです．
- 陰性T波は心肥大に関連する，高血圧，弁膜症，肥大型心筋症に認められるほか，心筋梗塞の冠性T波，褐色細胞腫やたこつぼ心筋症など自律神経系の異常に伴う巨大陰性T波などでも認められます．
- 虚血に関連したU波として，前胸部誘導のU波の陰転化は前壁中隔の虚血を反映して左前下行枝病変を示唆し，右側胸部誘導の陽性U波は後下壁虚血を反映し，左回旋枝（右冠動脈）の病変を示します．

●参考文献
1）上嶋健治．運動負荷試験Q & A 119（改訂第2版）．東京：南江堂，2013：50．
2）Froelicher V. Early repolarization: culprit or innocent bystander. Cardiology.org homepage. URL: http://www.cardiology.org/slides/EarlyRepolarization.htm
3）中川幹子，江崎かおり，宮崎寛子，ほか．健常人に見られるJ波・早期再分極の特徴．心電図 2012；32：292-9．

4) 泉　礼司, 末綱竜士, 山本誠一, ほか. 12誘導陰性T波からみた前壁心筋虚血と左室肥大との鑑別診断. 心電図 2001; 21：156-63.
5) 長谷川浩一, 沢山俊民, 鼠尾祥三, ほか. 狭心症発作時にみられる陰性U波の意義：冠動脈狭窄度, 罹患部位ならびに予後との関連. J Cardiol 1990；20：807-13.
6) 長谷川浩一, 鼠尾祥三, 藤原　武, ほか. 右側胸部誘導のT波減高を伴う一過性陽性U波増高：左回旋枝高度狭窄ないしは後下壁虚血の新指標. 心臓 1988；20：269-75.
7) 長谷川浩一, 藤原　武, 沢山俊民, ほか. 狭心症時の右側胸部誘導における一過性陽性U波増高の意義. 心臓 1988；20：1033-9.
8) 佐藤友英. ジギタリス効果：薬物による変化. 綜合臨 1999；48：710-3.
9) 上嶋健治. 心電図の読み方と練習問題. ビギナーのための心電図便利帳. 大阪：最新医学社, 2016：188.
10) 上嶋健治. その他の病態と心電図. ビギナーのための心電図便利帳. 大阪：最新医学社, 2016：153-5.

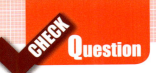

Q 5-1

この心電図診断は？

Q 5-2

この心電図診断は？

Q 5-3

この心電図で気付くべきところはどこでしょうか？

問題心電図

5-1
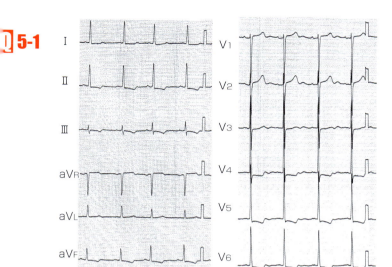

5-2
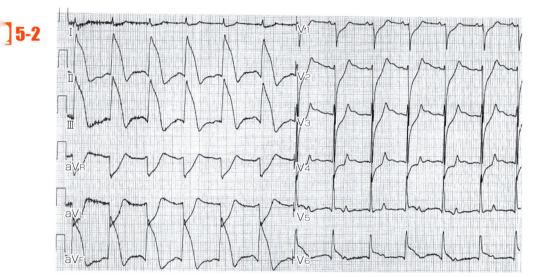

5-3
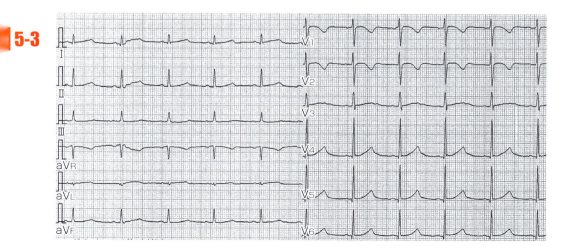

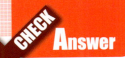

A 5-1　左室肥大

　この患者さんは80歳台の高血圧の方で，心電図のSV_1+RV_5（濃赤丸）は$3.1\,mV+3.3\,mV$の$6.4\,mV$で基準値の$3.5\,mV$を大きく上回っています．また，Ⅱ，Ⅲ，aV_F，V_5・V_6にストレインパタンを認めており，典型的な左室肥大所見を呈しています．

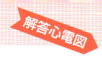
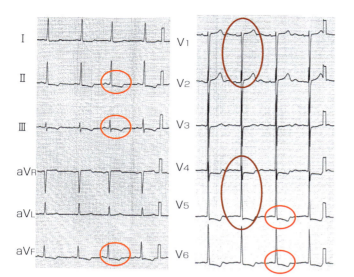

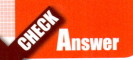

A 5-2　冠攣縮性狭心症のST上昇発作

　冠攣縮性狭心症を疑わせる病歴の患者さんへの過換気負荷試験の結果の心電図です．Ⅱ，Ⅲ，aV_F，V_6 に矩形波に近いST上昇を認め，ミラーイメージとして，aV_R，aV_L，V_1〜V_4 にST低下を認めています．ST上昇誘導からは責任血管として右冠動脈をうかがわせます．

解答心電図

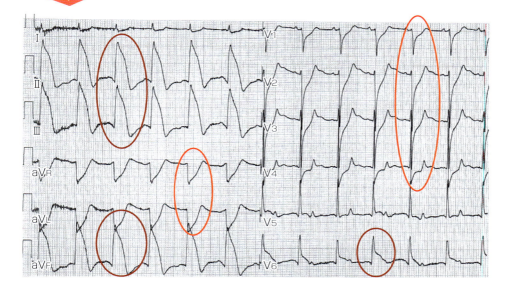

125

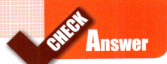

A 5-3　QT延長

先天性QT延長症候群の患者さんの心電図です．QTcは0.51秒と著明に延長しています．治療薬として β遮断薬を内服中のため心拍数は63拍/分とどちらかというと徐脈傾向にあります．

COLUMN-6　犬と散歩する人はこのうえなく幸福です 6

　スマートフォンは今や公私にわたってなくてはならい必需品です．ただ，あまりにも便利になりすぎて気をつけなければならない機能もあります．著者のスマホには，電話がかかってきたときにスマホを耳に当てるだけで通話を開始することができる「スグ電」設定という機能があります．大変便利な機能で設定をオンにして使っていました．

　あるとき，愛犬と近くの神社を散歩中にJ大学のB教授から電話がかかってきたのですが，うまくとることができずに切れてしまい，そのままになっていました．その後，お参り中に落ち着きなく動き回る愛犬に「オスワリ」と「マテ」の指示を連発することになり，いつものように帰宅しました．帰宅後すぐにB教授から電話がかかってきて，「先生，僕は先生の言うようにずっとお座りして，待っていたんですが，先生はちっとも電話に出てくれませんでしたね」と，冗談交じりに言われ，思わず絶句してしまいました．切れたと思っていた電話が「スグ電」機能により繋がっており，犬への指示語が，みなB教授に伝わっていたのでした．B教授のお人柄とユーモアある対応に救われましたが，今思い出しても顔から火の出る思いです．

　　　　オスワリに　スマホの相手　座して待つ

解答心電図

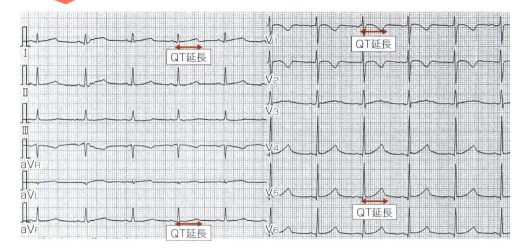

第6章 心拍数と脈の整不整をチェック

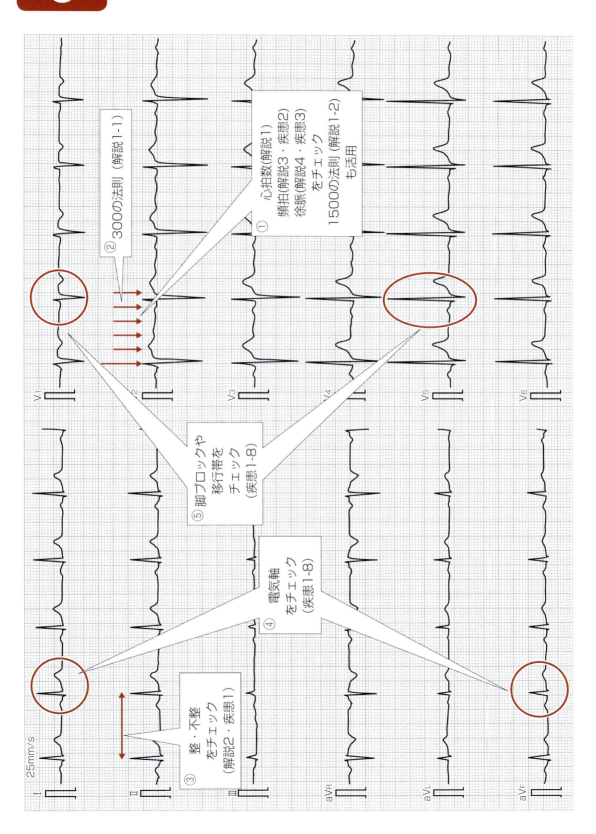

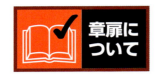

脈の整・不整や心拍数が一目でわかることが心電図の最大の利点といえましょう．第1章にあったように，心電図は1秒間に25 mmの紙送り速度で記録されているので，心電図を一瞥するだけで心拍数を計算することができます．

脈の整・不整や心拍数はどの誘導で見ても同じです．しかし，不整脈の起源を考えたり，期外収縮の細かい鑑別には，P波を評価したり，電気軸や脚ブロックパタンを評価する必要も出てきます．したがって，P波が明瞭な誘導，電気軸や脚ブロックを評価するのに有用なⅠ，aVF，V1，V5の4誘導を中心に，判読に努めることが重要です．章扉のマーカーはこれらのことを意味しています．

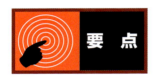

1. 脈の整・不整

心電図の記録から脈の整・不整を知ることができます．もちろん，脈に不整があれば不整脈があるといえますが，規則正しい調律が記録されていても不整脈がないとはいえないことがありえます．

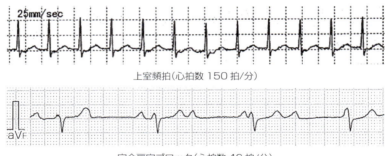

図 6-1　心拍の規則正しい不整脈
　上段は上室頻拍で，下段は完全房室ブロックで，いずれも病的な不整脈ですが，心拍は規則正しく乱れはありません．

例えば，上室頻拍などは101拍/分以上の心拍が規則正しく記録されます．また，完全房室ブロックでは30〜40拍/分前後の心拍が規則正しく記録されます．実際に，図 6-1 上段には，150拍/分の規則正しく乱れのない上室頻拍の記録を，下段には46拍/分の規則正しく乱れのない完全房室ブロックの記録を掲げました．絶対性不整脈といわれ，基本調律が明らかでない心房細動ですら，房室ブロックの合併により脈不整を認めないことがあります．

もちろん，これらの例外はありますが，脈の整・不整は心電図を一目見ただけで得られる貴重な情報であることには変わりありません．

2. 心拍数

　心臓を構成する個々の心筋細胞には自動能があり，その細胞の固有の調律で収縮と弛緩を繰り返します．同時に外的な電気刺激によっても受動的に収縮します．したがって，これらの心筋が集合体として心臓を形づくった場合，その収縮周期が一番早い心筋の収縮周期で心臓全体が律動的に収縮します．

　図2-1 に示した刺激伝導系の模式図の中で，収縮周期が一番早い心筋は右房後壁にある洞結節で，毎分60〜80回前後で収縮する心拍数を示し，ペースメーカ（歩調取り）の機能を担っています[1]．洞結節の次に収縮周期が早い部位は心房筋で，さらに房室結節，心室筋の順に収縮周期が遅くなります．

　また，心拍数が50拍/分未満の場合を徐脈，101拍/分以上の場合を頻脈といいます．徐脈や頻脈のすべてに病的意義があるわけではありませんが，心電図記録を見て，心拍数が50〜100拍/分の正常範囲にあるのか，50拍/分未満の徐脈であるのか，101拍/分以上の頻脈であるのかを判断することが重要です．

3. 不整脈の評価

　心臓の調律の異常を不整脈とよびますが，大まかに分類すると，①期外収縮（自覚的には脈がとぶ），②頻脈（脈拍が異常に速くなる），③徐脈（脈拍が異常に遅くなる），④変動（脈拍に規則性がない）の4つに分けられます．もちろん例外的な不整脈は数多く存在しますが，基本的な脈の不整に関して詳述していきます．

3-1. 期外収縮の評価

　期外収縮とは，次に予期される心拍よりも早期に出現した収縮をいいます．正常の洞結節以外の部位を発生起源として，洞結節からの刺激よりも早期に出現する病態です．したがって，通常の心周期よりも早期に出現するQRS波が記録されますが，その異所性の発生起源により，大きく上室期外収縮と心室期外収縮に分類されます（図6-2）．

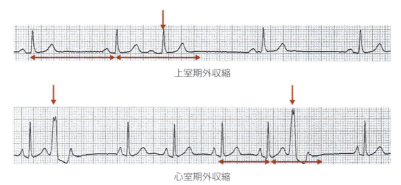

図6-2　期外収縮
　上段は上室期外収縮，下段は心室期外収縮ですが，いずれも次に予測される正常心拍（↔）よりも早いタイミング（↓）で脈不整が認められます．また，上段の上室期外収縮のP波は先行する洞調律のP波とは形がやや異なり，PQ間隔もいくぶん長い傾向にあります．

　上室期外収縮は，心房または房室結節が異所性刺激の発生源で，正常洞調律のP波よりも早いタイミングで出現するP波（時には確認できません）と，それに続く正常のQRS波を特徴とします．すなわち，心房や房室結節を起源として発生した刺激は，正常とは異なる経路で心房を興奮させますが，房室結節を経由してからは正常にヒス束からプルキンエ線維を通って心室を興奮させます．したがって，心室興奮の指標であるQRS波は洞結節由来のものと同じ形で正常です．しかし，心房が発生源になっているのか，房室結節が発生源になっているのかを厳密に区別することは難しく，心室由来の興奮ではなく，心

房を含む房室結節よりも上位の興奮に基づくものと考えて，上室期外収縮とよぶことにしています．

　一方，心室期外収縮では心室を起源として異所性刺激が発生し，正常洞調律のQRS波よりも早期にQRS波が出現します．しかし，心室内の異所性刺激からの興奮はヒス-プルキンエ線維を通らずに心筋を伝導するため，心室期外収縮による心室興奮は通常よりも時間がかかります．したがって，心室期外収縮のQRS波は幅広い妙な形をしています．図6-3に示したように心室内に異所性の起源が複数ある場合には，その起源の数だけ異なるQRSが認められます[2]．

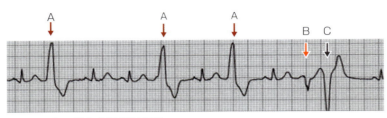

図6-3　多源性心室性期外収縮
　基本調律としての洞調律以外に，A，B，Cの3つのパタンの心室性期外収縮を認めます．同じパタンの心室性期外収縮(A)は同じ異所性起源からの興奮と考えられます．
（文献2）より改変引用）

　なお，日本語の「期外収縮」というニュアンスからは，心周期から外れたすべての異所性収縮を意味するように思えます．しかし，英語では，「premature contraction」と表現されており，pre（〜以前の，〜の前部にある）とmature（成熟した，満期の）の意味からも明らかなように，「早熟」を意味しています．したがって，予期される収縮よりも遅れたタイミングでの収縮は期外収縮ではなく，補充収縮（escape contraction）とよばれます（図6-4）．

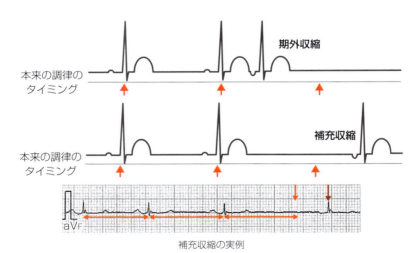

図6-4　期外収縮と補充収縮
　次に予期される心拍よりも早く出現した期外収縮（上段）と次に予期される心拍よりも遅れて出現した補充収縮（中段）を模式的に示しました．下段には補充収縮の実例を示しています．予期される心拍よりも遅れて出現している様子がわかります．

3-2. 頻脈性不整脈の評価

　頻拍とは心拍数が101拍/分以上の状態をいいます．頻拍のすべてが病的意義をもつわけではありませんが，頻拍刺激を起こす起源によっては病的なものも含まれ，場合によっては突然死の原因にもなりかねません．ここでは，まず頻拍刺激の起源から，洞頻脈，上室頻拍，心室性頻拍の3つに分類します．
　なお，最近の日本人間ドック学会の「心電図健診判定マニュアル（2014年）」では，心拍数101拍/分以上を頻脈，86～100拍/分を心拍過多と表現しています[3]．

3-3. 徐脈性不整脈の評価

　徐脈とは心拍数が50拍/分未満の状態をいいます．心拍数が単に50拍/分未満であることのすべてが病的意義をもつわけではありません．しかし，明らかに病的なものもあり，場合によっては意識消失や突然死の原因にもなりかねません．なお，先の「心電図健診判定マニュアル（2014年）」では，徐脈を心拍数40拍/分未満，40～44拍/分，45～49拍/分の3群に分類しています[3]．
　徐脈性不整脈には，大別して，洞機能の低下に関連した洞ブロックや洞停止などの徐脈性の不整脈の総称である洞機能不全症候群（sick sinus syndrome：SSS）と，房室結節の機能低下に関連して心房から心室への伝導障害による房室ブロックの2種類があります．なお，房室ブロックについてはすでにP波の評価の章（第3章）で言及しています．

3-4. 変動する不整脈の評価

　検脈上，すなわち心電図のQRS波を反映する心拍が不規則に変動する調律があります．変動する調律には，大別すると，①洞性不整脈，②心房細動，③心房粗動，④移動性ペースメーカがあります．中でも，心房細動には変動に規則性がないため，絶対性不整脈とよばれています．

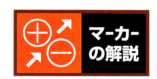

1. 心拍数の算出（注目：章扉①）

1-1. 300の法則（注目：章扉②）

　脈の不整がなければ，心電図を一瞥するだけで簡単に心拍数を算出することができます．心電図の記録紙には5mm毎にやや太い縦の線がみられます．まず，記録された心電図波形の中で，この太い縦の線に重なったR波を探します．そこで，このようなR波が見つかれば，その右隣のR波に着目します．もし，その右隣R波が，最初にR波が重なった次の太い縦の線上にあれば，その心拍数は300拍/分になります（ありえませんが！）．また，もし，そのR波が，最初にR波が重なった次の次の（2つ隣の）太い縦の線上にあれば，その心拍数は150拍/分になります．同様に，3つ隣であれば心拍数は100拍/分，4つ隣であれば75拍/分，5つ隣であれば60拍/分，6つ隣であれば50拍/分，7つ隣であれば45拍/分，8つ隣であれば38（厳密には37.5）拍/分，9つ隣であれば33（厳密には33.3）拍/分，10個隣であれば30拍/分となります（図6-5）．したがって，図6-5の心拍数はおよそ45拍/分として求められます．

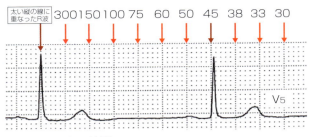

図 6-5　300 の法則
　記録紙にある 5 mm 毎の太い縦に重なった R 波と，その次の R 波が重なった太い縦の線との関係から，300，150，100，75，60，50，…と数えていく方法により，おおよその心拍数が算出できます．

　このように 300〜30 までの多くの数字が出てきましたが，この際に覚えるべき重要な数字はたった 1 つで，それは「300」です．すなわち，上記の 300〜30 までの数字は，300÷1，300÷2，300÷3，300÷4，300÷5，300÷6，300÷7，300÷8，300÷9，300÷10 の計算を続けているにすぎません．このようなことを背景にして，これを「300 の法則」とよんでいます．また，最初の太い縦の線に重なった R 波の次の R 波が太線上に見つからない場合，例えば 75 と 60 の間の場合には，75 に近いのか 60 に近いのかでおおまかに 70 拍/分や 65 拍/分といった心拍数として捉えればよいでしょう．特に，いわゆる頻脈でも徐脈でもない場合は，心拍数が 70 拍/分であるのか 65 拍/分であるのかを細かく鑑別することには，さほど重要な意味はないと考えています．

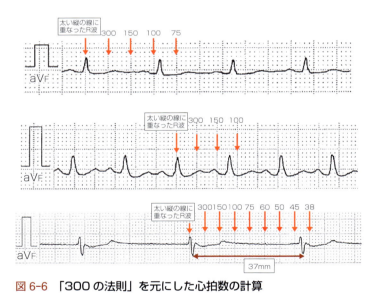

図 6-6　「300 の法則」を元にした心拍数の計算
　実際の心電図記録から，「300 の法則」を元にして心拍数を求めています．最下段の徐脈に対してはやや使い勝手が悪くなります．

　例として図 6-6 に 3 つの心電図記録を示しました．「300 の法則」を元にして心拍数を求めてみると，上段は 100 と 75 の間で 100 の縦線に近いことから，90 拍/分前後かと推定されます（実測は 96 拍/分）．また，中段は 150 と 100 の間で 100 の縦線に近いことから，120 拍/分前後かと推定されます（実測は 117 拍/分）．最後に下段は 45 と 38 の間でやや 45 の縦線に近いことから，40 拍/分前後かと推定されます（実測は 41 拍/分）．ちなみに，図 6-1 の 2 つの心電図記録の心拍数を，300 の法則を活用して求めてみて下さい．おのおのが，150 拍/分と 46（ほぼ 45）拍/分になることが確認できるでしょう．

1-2. 1500の法則（注目：章扉①）

「300の法則」は正常から頻脈傾向の心拍数の計算には強いのですが，脈不整があるときと徐脈に対して使い勝手が悪くなります．脈不整は当然ですが，5 mm毎の太い縦線について見てみると，心拍数が300から100までは200も減少するにもかかわらず，太い縦線は2本だけです．しかし，60から30までは心拍数が30減少するだけで5本も必要になってしまいます．

そこで別の計算方法として，1500（mm）をRR間隔の実測値（mm）で除する方法があり，これを「1500の法則」と名づけました．すなわち，心電図は1秒間に25 mm（目盛り）の紙送り速度で記録されているので，60秒間（1分間）は1500 mmに相当することになり，1500 mm（60秒の記録紙の目盛り）をそのまま実測のRR間隔（mm）で除することで，心拍数が求まることになります．

図6-6の最下段の心電図記録では，RR間隔が実測で37 mm（目盛り）になるので，心拍数は1500（mm/分）÷37（mm/拍）＝約41（拍/分）となります．

1-3. 記録紙の最下段のマークにも着目

300の法則の弱点は整脈でない場合には適用できないことです．心房細動や期外収縮の頻発時には，残念ながら無力です．その場合には，心電図の記録紙によっては，記録紙の最下段に25 mm毎にマークがつけられているものがあるので，このマークに着目してください．心電図の紙送り速度から明らかなように，このマークの間隔は1秒間を示します．したがって，このマークを頼りに任意に6秒間を設定し，その範囲にあるQRS群の数を数えます．そのQRS群の数の10倍が，およその毎分の心拍数になります．

図6-7には記録紙にマークがつけられている心電図を2種類示しました．上段は2段脈の心電図記録

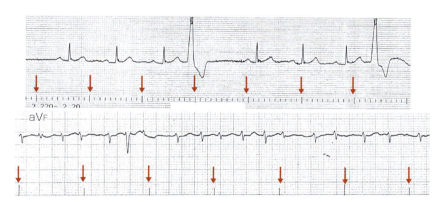

図6-7　心電図記録紙のマーカを用いた心拍数の算出
整脈でない場合には，記録紙のマークなどから6秒間を設定し，その中のQRS群の数を数えて10倍すると，およその心拍数が推察されます．

ですが，左から7つのマークの間（6秒間）に7つのQRS波形を認めるため，約70拍/分の心拍数と計算されます．また，下段は心房細動の心電図記録ですが，7つのマークの間に17のQRS波形を認め，約170拍/分の頻脈と評価されます．

では，マークのない心電図記録紙ではどのように心拍数を求めましょうか？　その場合は，上記の「1500の法則」を応用してください．すなわち，マークの有無に関わらず1500 mmが60秒になるので，150 mmが6秒になります．この150 mm中のQRS群の数を数えると，その数の10倍がおよその毎分の心拍数になります．

2. 期外収縮に着目（注目：章扉③）

2-1. 期外収縮と正常心拍の間隔に着目

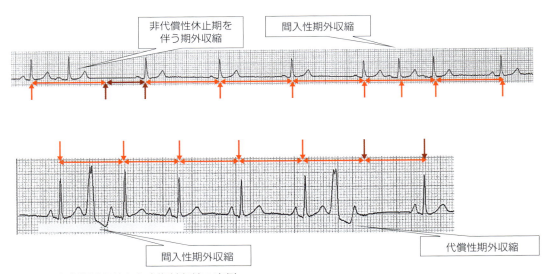

図6-8　上室期外収縮と心室期外収縮の実例
　上段には間入性期外収縮と非代償性休止を伴う上室期外収縮の実例を示し，下段には間入性期外収縮と代償性休止を伴う心室期外収縮の実例を示した．下段の代償性休止を伴う心室期外収縮は，心室期外収縮の直前・直後のR-R間隔が基本洞調律のR-R間隔の2倍になるため，代償性期外収縮とよばれますが，上段の上室期外収縮の直前・直後のR-R間隔は洞調律時のR-R間隔の2倍より短くなるため，この休止期を非代償性休止期とよびます．

　期外収縮の出現様式を見ていると，図6-8のように，上室期外収縮であれ，心室期外収縮であれ，期外収縮の後にしばらく心拍を認めず休止期を呈する場合と，期外収縮が正常心拍の間に挟まれたように見える場合があります．おのおの，「休止期を伴う期外収縮」と「間入性期外収縮」とよびます．

　これは，期外収縮のタイミングと不応期（MEMO6-1）のタイミングによるもので，期外収縮後の洞結節からの刺激が期外収縮による絶対不応期に入った場合には心筋は興奮しえずに休止期を生じます．一方，洞結節からの刺激が心室の不応期外に到達して正常に伝導した場合には間入性期外収縮となります．

> **MEMO6-1　絶対不応期と相対不応期**
>
> 　心筋が一度興奮してしまうと，「しばらくの間」は，次に電気刺激が与えられても心筋は興奮できません．この「しばらくの間」を不応期といいます．特に，どのような強い電気刺激が与えられてもまったく興奮できない時期を絶対不応期とよび，心室筋の興奮（脱分極）が進行している間からその直後までであり，心電図上Q波の初め～T波の中頃辺りまでに相当します．通常の刺激には反応しないものの，通常以上の強い刺激では興奮する時期を相対不応期とよび，室筋の再分極が進行している間であり，心電図上T波の中頃～終わりまでに相当します．

2-2. 期外収縮の頻度に着目

　多くの心電図記録を目にするうちに，期外収縮が数多く記録されている場合とそうでない場合に気付くでしょう．期外収縮は健常人でも認められることがありますが，もちろん病的意義があることもあります．その違いを理解するためにも，頻度に関する名称や分類を知っておくことは重要です．

　まず，期外収縮をその発生頻度によって散発と頻発に分けることがあります．記録された全心拍数に対して，期外収縮が10％未満であれば散発，10％以上であれば頻発と考えています．頻発のほうがより重症度が高くなります（MEMO6-2）．

　また，期外収縮の出現の規則性にも着目します．正常調律に対して期外収縮が一定の周期で規則的に

繰り返す場合を段脈といいます．正常収縮と期外収縮が交互に認められる場合を2段脈，正常収縮2つの後に1つの期外収縮が認められる場合を3段脈とよび（図6-9上段），同様に3つの後に1つを4段脈，4つの後に1つを5段脈とよぶので，判読の際には期外収縮出現の規則性にも注意します．

また，期外収縮が連続するか否かにも注意を払います．期外収縮の連続を連発とよび，2つの期外収縮の連続を2連発（couplet），3つの期外収縮の連続を3連発（triplets）（図6-9下段），以下4連発，5連発とよびます．心室期外収縮であっても，3連発までは健常人でも認められることがあります．逆に4連発以上は病的意義があると考えるので（臨床的には6連発以上からを真の病的な状態と捉えるとの考えもあります），連続する心室期外収縮は見落としてはいけません．

なお，2段脈・3段脈と2連発・3連発とを混同することがないように注意してください．

MEMO6-2 心室期外収縮の頻発はリスク？

古の頃から脈の結滞と予後の関係には興味がもたれていたようで，表1は紀元前500年前後の後漢の時代の脈の結滞と予後についての報告（？）です．2段脈・3段脈の予後が極めて悪く，現実に即したものではありません．しかし，表2のLown分類もgrade 1と2は心室期外収縮の頻度を予後の予測因子としており，心室期外収縮は頻発するほど予後はよくないという観察眼は，2500年間変わっていないようです．

表1

脈の乱れ	予後
50回に1回	普通
40回に1回	4年
30回に1回	3年
20回に1回	2年
10回に1回	1年
3回に1回	1週間
2回に1回	3〜4日

表2

grade 0	心室期外収縮なし
grade 1	散発性（1個/分または30個/時間以内）
grade 2	散発性（1個/分または30個/時間以上）
grade 3	多形性（期外収縮波形の種類が複数あるもの）
grade 4a	2連発
grade 4b	3連発
grade 5	短い連結期（R on T現象）

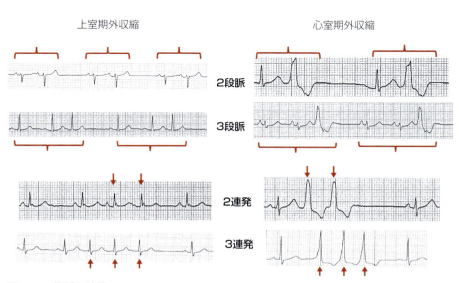

図6-9 段脈と連発
　上段2段には上室期外収縮と心室期外収縮の2段脈と3段脈の実例を示しています．また，下段2段には上室期外収縮と心室期外収縮の2連発と3連発の実例を示しています．

3. 頻拍に着目(注目：章扉①)

心拍数が101拍/分以上の頻拍を見た場合には，洞頻脈，上室頻拍，心室性頻拍の可能性を思い浮かべます．中でも，心室頻拍は致死的不整脈の一つであり，見逃してはいけません．その特徴はQRS幅の広さにあり，QRS幅の広い頻拍発作は要注意です．

洞頻脈は，なんらかの原因により洞結節からの刺激が増え，心拍数が101拍/分以上になった状態をいいます．正常の洞性P波と同じ形のP波を認め，通常，心電図上の病的意味合いはあまりありません(図6-10)．

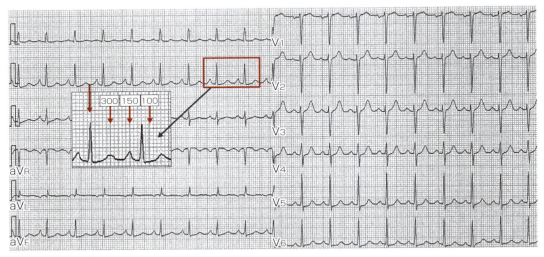

図 6-10　洞頻脈
　基本調律である洞調律と考えられるQRS波形が認められ，300の法則から100〜150拍/分の間(厳密には112拍/分)の頻脈として記録されています．骨折による疼痛のための洞頻脈と考えられました．

上室頻拍と心室頻拍は，簡単にいえばおのおの上室期外収縮と心室期外収縮が持続する病態と考えてよいでしょう．上室頻拍は通常，150〜250拍/分の心拍数で，刺激は房室結節を通ってヒス束からプルキンエ線維を通って心室を興奮させるので，QRS波形は正常です(図6-11)．

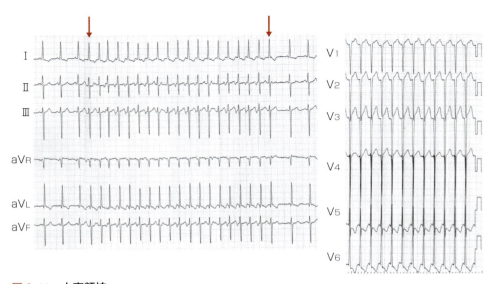

図 6-11　上室頻拍
　幅の狭い正常QRS波形が183拍/分の頻拍として記録されています．左の↓の上室期外収縮から突然(発作性)に頻拍が開始し，右の↓で突然(発作性)に頻拍が停止しています．典型的な発作性上室頻拍の心電図記録です．

先にも述べたように，心室頻拍では心室期外収縮時の幅の広いQRS波が連続して観察されます(図6-12)．4連発以上を病的と考えて心室頻拍といいますが，30秒を基準にして，30秒以上持続する場合を持続性(sustained)とよび，30秒未満の場合を非持続性(non-sustained)とよびます．持続時間の長いほうがより重症と考えます．したがって，何拍続くのか，何秒続くのかといった点も判読のポイントになります．

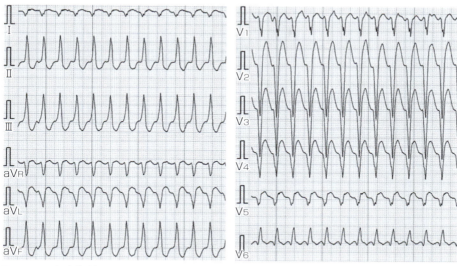

図6-12　心室頻拍
　　幅の広いQRSが連続して出現しており，166拍/分の頻拍が記録されています．典型的な心室頻拍の心電図記録です．

4. 徐脈に着目 (注目：章扉①)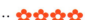

　心拍数が50拍/分未満の徐脈を見た場合には，洞機能不全症候群と房室ブロック(3度)の2つの不整脈を念頭に置きます．洞機能不全症候群と房室ブロックの鑑別のポイントは，P波とQRSの関係にあります．

　房室ブロックについては第3章に詳述していますが，P波とQRS波はお互いにまったく無関係に固有のリズムで現れます(図3-22)．

　一方，洞機能不全症候群(sick sinus syndrome：SSS)は単一の疾患を示すものではなく，Rubensteinの分類(図6-13)では，①毎分50拍/分未満の洞徐脈，②洞(洞房)ブロックまたは洞停止，③心房細動や発作性上室頻拍を①または②に伴う徐脈頻脈症候群，に大別されますが，いずれもP波とQRS波は1対1に対応しています．

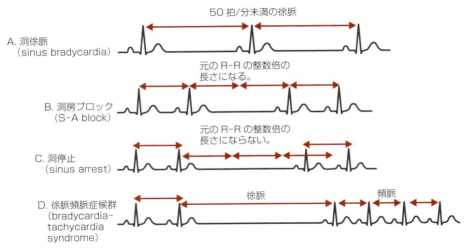

図 6-13 洞機能不全症候群
A．洞徐脈，B．洞(洞房)ブロック，C．洞停止，D．徐脈頻脈症候群を模式的に示しました．

5. 変動する調律に着目

　変動する調律の判読のポイントは，P 波の有無と形です．P 波を伴うものには，洞性不整脈と移動性ペースメーカがあり，P 波を伴わないものには心房細動と心房粗動があります．

5-1. P 波を伴い変動する調律

　洞性不整脈では文字通り P 波は洞調律の P 波が繰り返されますが(図 6-14)，移動性ペースメーカの P 波は色々な形をとり，調律も不規則になります(図 6-15)．

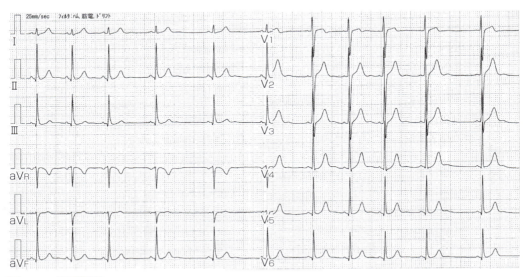

図 6-14 洞不整脈
　特に器質的心疾患を認めない 18 歳の男性の心電図で，脈不整は認めますが，P 波も洞由来で特に問題なく，単に心拍が変動するのみの洞不整脈と診断しました．

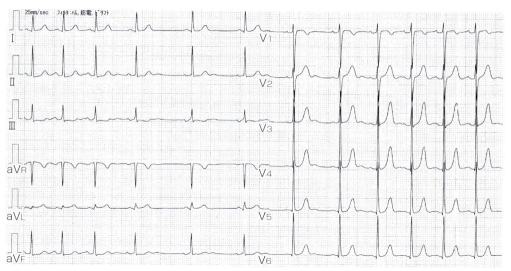

図 6-15　移動性ペースメーカ
　脈不整を認めます．よく見るとⅡ，Ⅲ，aVF 誘導の P 波は徐々に減高して形を変えており，それに伴って心拍も変動しています．

5-2. P 波を伴わない変動する調律

　心房細動は脈の乱れ方にまったく規則性を見いださず，「絶対性不整脈」とよばれます．しかも，変動する調律を呈する不整脈の中では最も頻度が高い疾患です．その特徴は，①不規則に変動する心拍，②幅の狭い正常パタンの QRS 波，③P 波を認めず f 波が記録されることの 3 点です（図 6-16）．

　また，心房粗動の心電図も P 波にかわって基線が鋭いのこぎりの歯のよう（鋸歯状）な規則的な揺れが記録されます．この基線の揺れを心房細動の f 波に対して F 波とよびます．心房粗動では心房の調律は規則的ですが，房室結節の伝導の程度によって心室の調律は変動することがあります（図 6-17）．

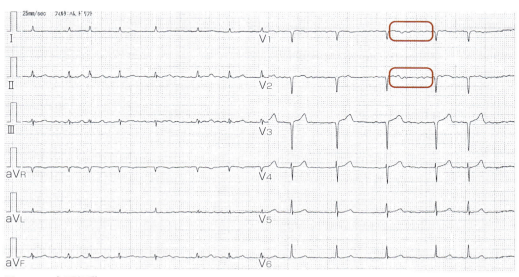

図 6-16　心房細動
　QRS 波は幅の狭い正常パタンですが，心拍に規則性を認めません．また，P 波を認めず V1・V2 では微細な f 波を認めることから，心房細動と診断されます．

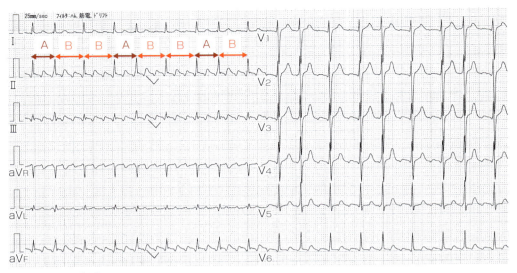

図 6-17　心房粗動
　II, III, aVF 誘導で鋸歯状のF波が規則的に記録されており，心房粗動と診断されます．また，300の法則からF波は300拍/分で記録されていますが，Aの部分のQRSはほぼ150拍/分，Bの部分のQRSはほぼ100拍/分の心拍数ですので，Aの部分は2対1伝導を，Bの部分は3対1伝導を呈したものと考えられます．なお，後述しますが，II, III, aVF 誘導のF波は主に陰性成分が大きいため，通常型の心房粗動と考えられます．

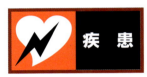

脈の不整を呈する病態や疾患

1. 期外収縮（注目：章扉①）

1-1. 心房期外収縮

　心房期外収縮は心房内の洞結節以外からの刺激によって生じる期外収縮です．正常洞調律のP波よりも早いタイミングで出現するP波（洞結節由来ではないので正常P波とは異なる形）と，それに続く幅の狭い正常のQRS波が特徴です．図6-8上段は心房期外収縮と考えられます．

1-2. 房室結節期外収縮

　房室結節性期外収縮は房室結節からの刺激によって生じる期外収縮で，QRS波形は正常です．
　房室結節からの興奮刺激は上向きに伝わり（逆行伝導），心房を興奮させることがあります．逆行伝導したP波は，房室結節の中のどの辺りから刺激が出ているかによって，QRS波の直前や直後に現れたり，場合によってはQRSの中に埋没してしまって確認できないこともあります（図6-18）．

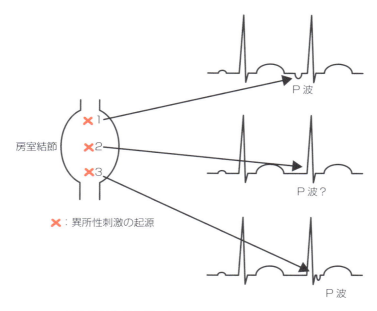

図 6-18 房室結節期外収縮に伴う P 波
　房室接合部の上方に刺激の起源がある場合(✕1)には，逆伝導性 P 波は陰性 P 波として QRS 波の直前に出現します．図 6-19 の B の期外収縮の P 波はこれに相当します．
　房室接合部の中央部に刺激の起源がある場合(✕2)には，逆伝導性 P 波は QRS 波に重なって認められません．
　房室接合部の下方に起源がある場合(✕3)には，逆伝導性 P 波は QRS 波の直後に出現します．

1-3. 上室期外収縮

　すでに述べたように，房室結節性期外収縮では房室結節から異所性刺激が発生しているのか，房室結節周辺の心房から異所性刺激が発生しているのかを必ずしも厳密には区別できません．逆に，P 波の形状に関わらず，期外収縮の QRS 波の形が正常であれば，心室由来の興奮ではなく，心房を含む房室結節よりも上位(心室より上)の興奮に基づくものと考えられます．

　したがって，心房性期外収縮と房室結節性期外収縮をまとめて上室期外収縮とよび，こちらのほうが一般的かと思われます．

1-4. 多源性上室期外収縮

　期外収縮の発生起源が複数ある場合には，多源性という用語を用います．上室期外収縮ではその数だけの異なる P 波を認めます(図 6-19)．基本的には QRS は幅の狭い正常パタンですが，PQ 時間と不応期の関係からやや形の異なることもあります．

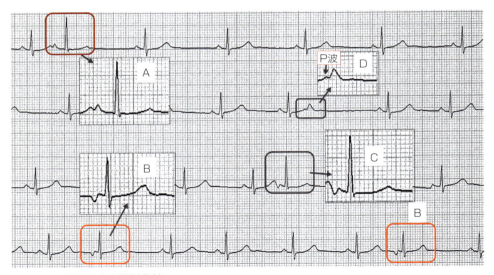

図 6-19 多源性上室期外収縮

図にはA〜Dまでの4つの異なるP波を認めます.
Aは上向きのP波で,その後に続くQRSの幅は狭く正常パタンですが,正常調律のQRSに比べていくぶんR波が高くS波が浅くなっています.
Bは下向きのP波でQRSはほぼ正常です.心電図記録の最後から2つ目の上室期外収縮も同じ起源のP波によると考えられます.
Cは下向きから上向きへと2相性のP波で,その後に続くQRSはAのパタンに似ています.
DのT波は他の正常の記録とT波の形が異なっており,ここに上室期外収縮のP波があることを疑わせます.その後にQRS波が続いていないことから,これは後述する非伝導性の上室期外収縮と考えられます.

1-5. 非伝導性上室期外収縮

上室期外収縮の刺激が心室の絶対不応期に生じると,心房興奮は認めるものの心室興奮を認めません.したがって,洞性P波とは異なるP波を認めますが,後にQRSを伴いません(図6-19D・図6-20).このように心室興奮を伴わない上室期外収縮を非伝導性上室期外収縮とよびます.このP波を見落としてしまうと後述する洞停止のように見えるので,注意が必要です.

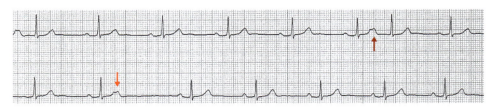

図 6-20 非伝導性上室期外収縮

上段↑の異所性P波は次に期外収縮を伴っており,通常の上室期外収縮と考えられます.
一方,下段↓の異所性P波は期外収縮を伴わず,次にQRS認めないことから,非伝導性上室期外収縮と考えられます.

1-6. 変行伝導を伴う上室期外収縮

上室期外収縮の刺激が心室に伝導されるタイミングが心室の相対不応期に相当すると,心室に伝導されるときに心室内での伝導に遅れが生じて幅の広いQRSを生じます.これを,変行伝導を伴う上室期外収縮とよびます(図6-21).

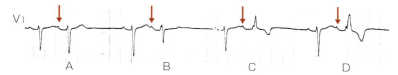

図 6-21　変行伝導を伴う上室期外収縮
洞調律と考えられ幅の狭い QRS の後に常に異所性の P 波を認める（↓）ことから，基本調律は上室期外収縮の 2 段脈と考えられます．A の期外収縮は正常の QRS とほぼ同じ形ですが，B の QRS 幅は狭いものの S 波が浅くなっており，C では QRS 幅は広くなって右脚ブロックパタンに近くなり，D ではその傾向がさらに顕著です．上室期外収縮の刺激が心室に伝導されるタイミングと心室の不応期の関係で期外収縮の QRS の形にさまざまなバリエーションを生じています．

　この幅広の QRS 波形は心室期外収縮との鑑別が問題になりますが，鑑別にはいくつかのポイントがあります．もちろん例外は多々ありますが，一般的に変行伝導を伴った上室期外収縮では，①右脚ブロック型を取ることが多く，②2 段脈にはなりにくく，③必ずしも長い代償休止期を伴わず，④連結期も一定しません．一方，心室期外収縮では，①左脚ブロック型をとることが多く，②2 段脈になる傾向があり，③多くは代償休止期を伴い，④連結期も一定しています．したがって V_1, V_5 誘導に着目して，脚ブロックのパタンを評価することは重要です．その他にも鑑別に有用な所見のいくつかを表 6-1 にまとめました．

表 6-1　変行伝導を伴う上室期外収縮と心室期外収縮の鑑別

	QRS パタン	2 段脈	期外収縮後の休止	連結期	先行 RR 間隔
変行伝導を伴う上室期外収縮	右脚ブロックパタンが普通	なりにくい	非代償性が多い 一般には短い	変動性	一般には長い
心室期外収縮	左脚ブロックパタンが多い	なりやすい	代償性が多い 一般には長い	固定性	一般には短い

1-7.　心室期外収縮

　心室期外収縮は心室内の異所性刺激が原因となって生じます．心室内からの異所性興奮はヒス−プルキンエ線維を通らずに心筋を伝導します．心筋の刺激伝播速度は刺激伝導系の 1/2〜1/4 であるため，心室期外収縮による心室興奮は通常よりも時間がかかり，QRS 波は幅も広く，形もいびつになります．図 6-3 に示したように心室内に異所性刺激の発生源が複数ある場合には，その数だけ異なる QRS が認められることはすでに述べた通りです．

1-8.　心室期外収縮の起源（注目：章扉④，⑤）

　12 誘導心電図波形から心室期外収縮の発生起源をおよそ推測することが可能です．そのポイントは，①脚ブロックのパタン（V_1, V_5 誘導），②軸（I，aVF 誘導），③移行帯（V_1, V_5 誘導），の 3 つの評価です．したがって，すでに述べてきた I，aVF，V_1, V_5 誘導に着目します．

　まず，V_1 が rSR' パタンを取る右脚ブロックであれば左室から興奮が始まるので左室起源，逆に V_5 に結節を認める左脚ブロックであれば右室起源であることがわかります．次に，I の QRS が上向き，aVF の QRS が下向きの左軸偏位であれば，電気的興奮は下壁から心基部に向かって伝播する心尖部起源，逆に I の QRS が下向き，aVF の QRS が上向きの右軸偏位であれば，心室基部起源が推測されます．最後に移行帯をみて，移行帯が V_1, V_2 間にあれば中隔が起源，V_3, V_4 間にあれば前壁，下壁が起源，V_5 より外側にあれば側壁起源ということがいえます．

　上記の 3 つのポイントを考慮すると，心室期外収縮の発生起源が推測可能であり，これは心室頻拍の

起源の推測にも役立ちます（表6-2）．

表6-2 心室期外収縮の起源の推定

鑑別点	脚ブロック		軸		移行帯		
	右脚ブロック	左脚ブロック	右軸偏位	左軸偏位	V₁, V₂	V₃, V₄	V₅, V₆
起源	左室	右室	心尖部	心基部	中隔	前壁・下壁	側壁

1-9. 副収縮

心室期外収縮と見誤るものに，副収縮があります．図6-22に示した心室期外収縮と思われるQRS波形（A〜G）には，2つの特徴があります．まず，先行する洞性脈との連結時間が一定ではありません．さらに，心室期外収縮と思われるQRS波形の間隔が両矢印で示したように約2.7秒，もしくはその整数倍でほぼ一定です．このような現象を副収縮とよび，これは期外収縮ではなく，それ自体が固有のリズムをもって刺激を発生している調律を意味します．

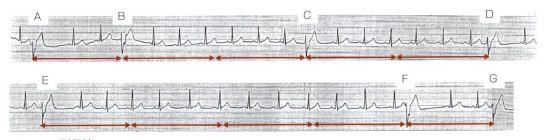

図6-22 副収縮
A〜Gの期外収縮用の波形において，AとFはT波の下降脚の周辺に認められるものの，他は基線部に認められ，連結期が一定ではありません．また，基本周期（↔）が約2.7秒もしくは整数倍になっています．すなわち，A-B，F-G間は基本周期で，B-C，C-D間は基本周期の2倍，E-F間は基本周期の4倍の周期で，期外収縮様の波形を繰り返しています．

すなわち，心臓は洞結節からの電気刺激（洞調律のいわば「主」たる調律）と別の刺激発生源からの電気刺激（通常心室からの「副」とでもいうべき調律）の2種類の支配を受けて収縮しており，その後者の収縮リズムを副収縮とよびます．したがって，洞結節以外に心室内にもう1つのペースメーカがある状態であり，通常副収縮は心室起源のため期外収縮同様に幅広のQRS波として記録されます．

副収縮は，臨床的意義が少なく，特に治療の必要はない場合がほとんどです．しかし，なぜ副収縮の刺激発生源だけが，洞性刺激の影響を受けずに，固有のリズムで心室を興奮させることができるのかはよくわかっていません．

2. 頻脈性不整脈（注目：章扉①）

2-1. 洞頻脈

洞結節からの刺激により心拍数が101拍/分以上になった状態が洞頻脈で，正常の洞性P波と同じ形のP波を認めます．洞頻脈自身には通常病的意味合いはありません（図6-10）．ただし，貧血，甲状腺機能亢進症，心不全，低酸素血症などの病態を反映することがあるので原因を追求することが重要です．

他の頻拍症の多くは，突然発症・突然停止の発作性ですが，洞頻脈は突然早くなったり，停止する傾向にはありません．なお，洞性の頻拍症は洞頻拍ではなく慣例的に洞頻脈というようで，日本循環器学会から発行されている循環器学用語集にもそのように記述されています．

2-2. 上室頻拍

　発作性上室頻拍は心房内や房室結節などの上室性の異所性起源から生じる通常150〜250拍/分の頻拍症です．また，刺激は通常の刺激伝導系を通って心室を興奮させるので，基本的にはQRS波形は正常です（図6-11）．ただし，上室期外収縮に変行伝導を伴う上室期外収縮があったように，頻拍発作時に変行伝導を伴う上室頻拍では幅の広いQRSを呈します．このようなQRS幅の広い上室頻拍は後述する致死的な心室頻拍症との鑑別が重要になります．

　なお，上室頻拍には以下に示すように，いくつかの異なる発生機序がありますが，1枚の頻拍時の12誘導心電図から機序までを完全に同定することは容易ではありません．ここでは，上室頻拍とは洞調律時と同じ正常QRS波形（変行伝導による例外あり）で，150〜250拍/分の心拍発作を突然に生じ，突然に停止するという理解だけでも十分でしょう．表6-3に上室頻拍の発生機序から見た特徴と鑑別を大まかにまとめています．

表6-3　発生機序から見た上室性頻拍症の特徴と鑑別

	頻度(%)	P波の場所	P波	房室ブロックの合併	warm up現象	その他
異所性自動能亢進						
自動能性上室頻拍	1〜2	QRS波の前	(+)洞性Pと異なる	あり	あり	
リエントリー性頻拍						
洞結節リエントリー	5以下	QRS波の前	(+)洞性Pと同じ	あり	なし	
心房リエントリー		QRS波の前	(+)洞性Pと異なる	あり	なし	
房室結節リエントリー（AVNRT）	最も多い					
・通常型	AVNRTの90%	QRS波の中・後	(−)または偽性S波	あり	なし	
・非通常型	AVNRTの10%	QRS波の後	逆行性P波	あり	なし	
房室回帰性頻拍（AVRT）						
・正方向頻拍	AVRTの90%	QRS波の後	逆行性P波	なし	なし	Kent束の関与
・逆方向頻拍	AVRTの10%	不明瞭	デルタ波	なし	なし	

2-2-1. 自動能性上室頻拍

　心房内から異所性に電気刺激が発生し続けるもので，単発の上室期外収縮が連続している状態と考えると理解しやすいかと思います．上室期外収縮と同様に洞性P波とは異なる形のP波をQRSの前に認めます．異所性起源が洞結節に近ければP波の形は洞性P波に近似し，房室結節に近ければP波はⅡ，Ⅲ，aVF誘導で陰転化する傾向にあります．

　自動能の亢進による頻拍の特徴はwarm up現象で，頻拍が始まってからしばらくは心拍数が増加し，やがて一定の心拍に至るというものです．上室頻拍に占める割合は低く，前者で1〜2％程度といわれています．

2-2-2. リエントリー（回帰）による上室頻拍

　上室頻拍のもう一つの機序としてリエントリー（回帰）によるものがあります．リエントリーとは聞きなれない用語ですが，以下に詳述します．

　一般的にリエントリーを成立させるには3つの条件が必要になります．それは，①2つの伝導路（dual pathway）の存在，②2伝導路の不応期が異なること，③一方向性のブロック（unilateral block）の存在です．副伝導路が存在すると，期外収縮などの異常な刺激をきっかけとして，本来は一方向へ流れるはずの電気刺激が副伝導路を通って戻ってきてしまい，いつまでも電気刺激がぐるぐる回り続けることになります．この状態をリエントリーとよびますが，その生じる場所によって，洞結節回帰，心房回帰，房室結節回帰，房室回帰に分類されます．

　洞結節回帰性頻拍は，リエントリーの回路の中に洞結節を含むもので，QRSの前に洞性P波と同じ形

のP波を認めます．洞頻脈との鑑別は，突然に始まり，突然に停止するという「発作性」の有無によってなされます．頻度は全上室頻拍の5%以下とまれなタイプです．

心房回帰性頻拍は，リエントリーの回路の中に心房を含むもので，洞性のP波とは異なる形P波をQRSの前に認めます．心電図からは自動能性心房頻拍とは区別できませんが，warm up現象を認めないことが鑑別点です．これも頻度は全上室頻拍の5%以下とまれなタイプです．

房室結節回帰性頻拍はAVNRT（atrioventricular nodal reentrant tachycardia）と略してよばれることが多く，発作性上室頻拍の中で最も頻度の高いものです．本頻拍症と後述する房室回帰性頻拍ではQRSの前にP波を認めず，QRSの後ろやQRSに埋もれた形でP波を認めます．次節では，AVNRTを元に回帰（リエントリー）の機序について説明します．

2-2-3. 房室結節回帰性頻拍

房室結節には，もともと機能的に伝導速度が速く不応期の長い速伝導路（fast pathway：図6-23Aの右側）と伝導速度が遅く不応期の短い遅伝導路（slow pathway：図6-23Aの左側）の2つの経路（dual pathway）があります．2つの伝導路は上部と下部では1つに繋がっています．

洞結節から房室結節に到達した電気刺激は，通常はAのように正常洞調律を示します．

しかし，早期に心房の異常興奮が発生すると，タイミングによってはBのようにPR間隔延長を伴う心房性期外収縮だけを記録したり，CのようにQRSの後に逆行性のP波を伴う心房性期外収縮を記録し，場合によってはDのように持続性の回帰性頻拍を生じます．

このように，上室期外収縮のタイミングと房室結節内の各伝導路の不応期の状況によって，電気刺激が回旋して発生する上室頻拍が房室結節回帰性頻拍（AVNRT）で，房室結節回帰性頻拍の90%が図6-23Dのように遅伝導路を順行性に速伝導路を逆行する伝導順序で発生するため，この頻拍症を通常型（common type）とよびます．このタイプでは，P波はQRSの直後に認められることもありますが（図6-24），場合によってはQRSの中に埋もれてしまって認められないこともあります（図6-25）．

逆に，速伝導路を順行性に刺激が回旋するタイプの頻拍症を非通常型（uncommon type）とよびます（図6-26）．このタイプでは，心房への伝導は遅伝導路を通り時間がかかるため，QRSより離れてT波の中にP波を認め，むしろ，R波から逆行性P波時間のほうが，逆行性P波から次のR波までの時間よりも長くなることが多いようです．

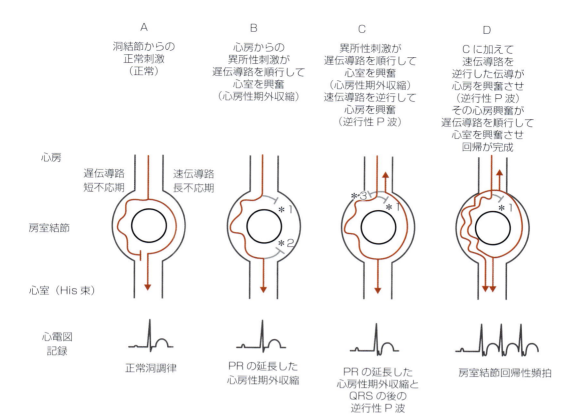

図 6-23　房室結節回帰性頻拍の発生機序

　洞結節から房室結節に到達した電気刺激はAのように同時に左右の両伝導路を下行しますが，心室は右の速伝導路を経由した刺激によりすでに脱分極されて不応期に入っているため，左の遅伝導路を経由した刺激は心室に伝わらず，心室の興奮にはなんら影響を与えません．

　Bのように不応期の短い遅伝導路は不応期を脱し，不応期の長い速伝導路は不応期というタイミングで心房の異常興奮が発生すると，この刺激は速伝導路を伝わらず（＊1）遅伝導路だけを通って心室に伝導されます．また，両伝導路は下部でつながっているため，この刺激の一部はそのまま速伝導路を逆行しますが，速伝導路の一部がいまだに不応期にある場合には，この逆行性の刺激も遮断される（＊2）ことで興奮の伝播は終了します．その結果，心電図としては遅伝導路を通った結果PR間隔延長を伴う心房期外収縮だけが記録されます．

　もしBのようなタイミングで生じた心房性期外収縮による遅伝導路から速伝導路への逆行性の刺激が，Cのように速伝導路が不応期から脱していた場合には，その刺激が速伝導路を逆行して心房に逆伝導するため，先に発生した心房性期外収縮の後に逆行性のP波を記録します．この心房へ逆行した刺激が遅伝導路を順行性に伝導する際に，遅伝導路が不応期であればリエントリーは完成せず（＊3），心電図としてはPR間隔が延長し，QRSの後に逆行性のP波を伴う心房性期外収縮が記録されます．

　しかし，速伝導路を逆行して心房へ侵入した刺激が遅伝導路を伝導する際に，遅伝導路がすでに不応期を過ぎていれば，Dのように電気刺激は遅伝導路に再進入します．この電気刺激は心室に伝播して心室収縮をもたらすとともに，速伝導路を逆行する電気刺激が遅伝導路に再侵入して回旋するため，持続性の回帰性頻拍が生じます．

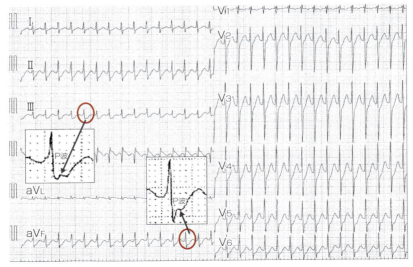

図 6-24　房室結節回帰性頻拍の実例 1
　心拍数が 160 拍/分前後の頻拍ですが，QRS 幅が狭く上室頻拍と考えられます．II，III，aVF 誘導では QRS の直後に P 波を認めており，通常型の房室結節回帰性頻拍と考えられます．

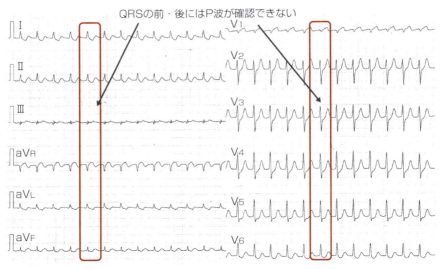

図 6-25　房室結節回帰性頻拍の実例 2
　心拍数が 150 拍/分前後で QRS 幅が狭い頻拍ですので，上室頻拍と考えられます．心電図記録では P 波を認めず，QRS の中に P 波が埋もれた通常型の房室結節回帰性頻拍と考えられます．

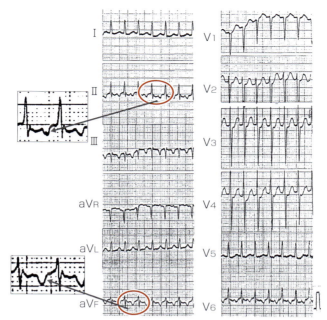

図 6-26　房室結節回帰性頻拍の実例 3
　心拍数が 114 拍/分で QRS 幅が狭い頻拍ですので，上室頻拍と考えられます．Ⅱ，Ⅲ，aVF 誘導では QRS よりかなり遅れて P 波を認めており，非通常型の房室結節回帰性頻拍と考えられます．

2-2-4. 房室回帰性頻拍

　房室回帰性頻拍は AVRT（atrioventricular reciprocating tachycardia）とよばれ，房室結節以下の伝導路と房室間の副伝導路を介して興奮刺激が旋回する頻拍症です．まず，房室結節回帰性頻拍と名称を混同しないことです．房室結節回帰性頻拍は上述のようにリエントリーが房室結節の中で生じるものですが，房室回帰性頻拍は WPW 症候群にみられる Kent 束が副伝導路になってリエントリーが生じる頻拍症です．

　通常，伝導速度は速く，不応期が長い Kent 束が速伝導路の役割を担い，遅伝導路の役割を房室結節以下の刺激伝導系が担います．したがって，このタイプの頻拍症では，心房性期外収縮が発生したときに副伝導路は不応期にあるため，房室結節以下の刺激伝導系のみに興奮刺激が伝導されます．刺激が心室に伝導されたときには副伝導路は不応期から脱しており，今度は逆に心室から副伝導路を通って再び心房を興奮させるため，持続性の回帰性頻拍が生じます．AVRT の 90％が房室結節以下を順行性に副伝導路を逆行性に回旋するので，正方向性（orthdromic）の頻拍症とよびます．P 波を QRS 直後の ST 部分に認めることが多く，右側の Kent 束を副伝導路とするときにはⅡ，Ⅲ，aVF で陰性化し，左側の Kent を副伝導路とするときにはⅠ，aVL で陰性化するとされています．

　逆に，副伝導路房室結節を順行性に房室結節以下から房室結節を逆行性に回旋する頻拍発作は逆方向性（antidromic）の頻拍症とよびます．このタイプでは，Kent 束を順行伝導するので上室性の頻拍症でありながらデルタ波を伴う QRS 幅の広い頻拍を呈します．心室頻拍との鑑別が重要です．

　図 6-27 は同一患者の頻拍発作の心電図記録です．いずれも上室頻拍ですが，左は QRS 幅の狭い頻拍，右は QRS 幅の広い頻拍です．同じ患者さんの非発作時の心電図を図 6-28 に示します．左は正常伝導を示し，右はデルタ波を認める WPW 症候群の心電図を示します．

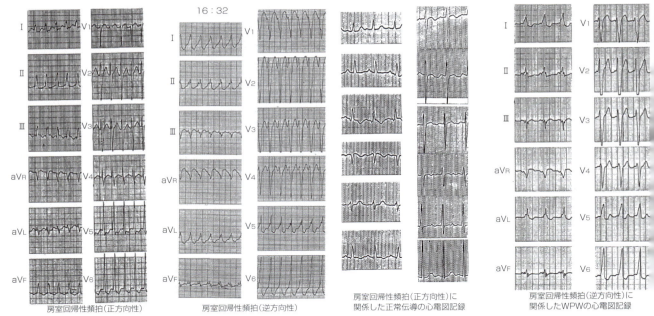

図 6-27　房室回帰性頻拍の実例
左は心拍数が 160 拍/分前後の QRS 幅の狭い正方向性の頻拍症，右は心拍数が 160 拍/分前後の QRS 幅の広い逆方向性の頻拍症です．図 6-28 の心電図にあるようにデルタ波を伴う Kent 束が関与した房室回帰性頻拍と考えられます．

図 6-28　図 6-27 の患者の非頻拍発作時の心電図
左は正常伝導を示し，右はデルタ波を認める WPW 症候群の心電図であることから，間欠性 WPW 症候群により図 6-27 のような 2 種類の頻拍発作を発症するものと思われます．

2-2-5. 変行伝導を伴う上室頻拍

逆方向性の AVRT は上室頻拍でありながら，QRS 幅が広く一見心室頻拍を思わせますが，その他にも QRS 幅が広い上室頻拍を認めることがあります．すでに述べたように上室期外収縮が変行伝導を伴い QRS 幅が広くなり，心室期外収縮との鑑別が必要になることがあります．同様に，変行伝導を伴った上室頻拍は後に述べる心室頻拍との鑑別が必要になります．この鑑別は必ずしも簡単ではありませんが，心室頻拍の項で鑑別点を解説します．

2-3. 心室頻拍

心室頻拍は心室期外収縮のときにみられた幅の広い QRS 波形が，101 拍/分以上の心拍数で連続する不整脈です．心室内の異所性の焦点からの刺激で突然に起こり始め，突然に停止するところは，発作性上室頻拍と同様です．多くは，虚血性心疾患，心筋症，弁膜症，薬物中毒（ジギタリスや抗不整脈薬），電解質異常などの病的な状態で生じます．同じ心拍数の頻拍であっても，上室頻拍よりも意識消失発作などの重篤な症状を高率に起こします．これは心室頻拍では，上記の基礎疾患を有することや，His 束からプルキンエ線維を通らない異常な興奮による心収縮では十分な拍出が得られないことによるものと思われます．

2-3-1. 単形性心室頻拍

同じ形の幅の広い QRS が規則正しく繰り返されている単形性心室頻拍の代表例を図 6-12 に示しました．これは，心室内で刺激を発生する起源が同じであるか，リエントリー回路が一定であることを意味しています．12 誘導心電図波形の①脚ブロックのパタン，②軸，③移行帯，の 3 つに着目することで，心室頻拍の発生起源が推測できることはすでに述べた通りです（表 6-2）．

2-3-2. 倒錯型心室頻拍(torsades de pointes：twisting of the points)

単形性心室頻拍が同じ形のQRSの繰り返しであるのに対して，1拍毎にQRSの波形が変化するものを多形性心室頻拍といいます．これは，巣点が複数存在するかリエントリー回路が次々と変化することによると考えられています．代表的なものには第5章で述べた倒錯型心室頻拍があり，実例を図6-29に示します．

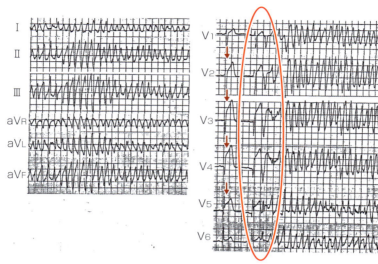

図6-29　倒錯型心室頻拍
↓で示したように胸部誘導でST上昇が著明で，心筋梗塞の急性期の心電図記録です．胸部誘導の2拍目でT波の下降脚に心室性の期外収縮が認められ(R on T)，その直後から倒錯型心室頻拍が始まっています．

倒錯型心室頻拍は，基本的にはQT延長と関係します．4大原因は，①先天性QT延長症候群，②電解質異常，③薬物，④徐脈，です．薬物では抗不整脈薬(特にClass Ⅰa，Ⅰb)の副作用を意識することが重要です．また，洞性徐脈でも完全房室ブロックでも起こりえるため，これらの徐脈性不整脈で失神を認める際には，単に徐脈によるものだけでなく，QT延長に基づく倒錯型心室頻拍も念頭に置く必要があります．

2-3-3. 特発性心室頻拍

「特発性」とは疾患があるにもかかわらず明らかな器質的異常が判明しない病態をいいます．このような特発性の心室頻拍の中に，ある特徴的な臨床像を示すことがわかってきました．現在では，以下の2群があると考えられています．

まず，左室起源と考えられる「右脚ブロック＋左軸偏位」型のもので，若年者に多く，心室頻拍にしてはQRS幅が0.14秒前後と幅はさほど広くはありません．ベラパミルにより頻拍の停止および予防がなされることから，ベラパミル感受性心室頻拍ともよばれています(図6-30)．

次は，「左脚ブロック＋右軸偏位」型で，運動などのカテコールアミン分泌が多い状態で誘発されるものです．頻拍は通常5～10秒以内に自然停止するようなショートランを繰り返すことが知られています(図6-31)．

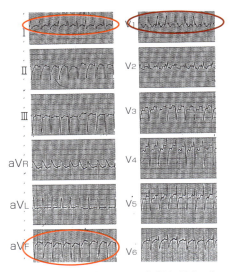

図 6-30　「右脚ブロック＋左軸偏位」型の特発性心室頻拍
V₁ は rSR の右脚ブロックを呈し，Ⅰ誘導で上向き・aVF 誘導で下向きの左軸偏位を示しています．QRS 幅のあまり広くない心室頻拍で，頻拍の停止にはベラパミルが有効でした．

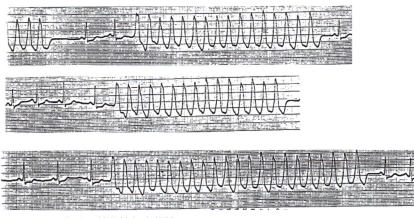

図 6-31　反復する特発性心室頻拍
「左脚ブロック＋右軸偏位」型の特発性心室頻拍では，図(連続記録)のように短時間で自然停止する頻拍発作を繰り返すことで知られています．

2-3-4．催不整脈性右室心筋症(ARVC)

　右室起源の心室頻拍を呈し，形態学的には右室の拡張と収縮不全を，病理学的には右室の脂肪変成と線維化を特徴とする疾患を催不整脈性右室心筋症(arrhythmogenic right ventricular cardiomyopathy：ARVC)といいます．心室頻拍は右室起源の左脚ブロックパタンを示します(図 6-32 左)．ARVC は安静時の 12 誘導心電図上，V₁，V₂ といった右側胸部誘導に特徴があり，QRS 終末部にイプシロン波とよばれる遅延電位を認めます(図 6-32 右)．これは QRS 波直後の振幅の小さな結節として確認できます．症例によっては心電図の較正を変えたり，紙送り速度を早くすることでようやく検出できる場合もあります(図 1-9)．

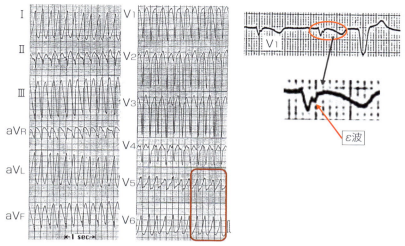

図 6-32　催不整脈性右室心筋症の心電図
　図左の心室頻拍は電気刺激が病巣のある右室起源のため，V5・V6 で QRS が上向きで幅の広い左脚ブロックパタンを示しています．図右は同じ患者さんの非発作時の心電図ですが，V1 の QRS 波直後に小さな結節を呈するイプシロン波を認めます．

2-3-5．頻脈性心室固有調律（AIVR）

　心室性の期外収縮が連続するものの心拍数が 60 拍/分前後で，頻拍症の定義を満たさない場合があります．しかし，本来の心室筋の自動能は毎分 40 前後のため，それよりも頻脈傾向にあるという意味で，この病態を頻脈性心室固有調律（accelerated idioventricular rhythm：AIVR）とよびます（図 6-33）．

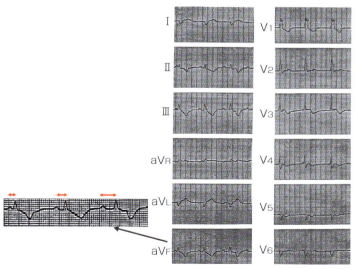

図 6-33　頻脈性心室固有調律
　aVF（Ⅱ・Ⅲ）誘導で明らかなように P 波と QRS 波は対応しておらず，心室由来の収縮が連続しています．しかし，心拍数は 63 拍/分と，本来の心室の固有のリズムよりも頻脈傾向にあります．

プルキンエ線維が異所性起源と考えられており，急性心筋梗塞の急性期にしばしば認められます．血行動態に悪影響を及ぼすことが少なく，一過性に終わることが多いので，必ずしも積極的な治療は必要ありません．また，急性心筋梗塞の再灌流治療時に見られることも多く，再灌流不整脈の一つとされています．

2-4. 幅の広いQRS型頻拍（wide QRS tachycardia）の鑑別

一般的に，上室性頻拍の予後は良好ですが，心室頻拍の予後は不良です．したがって，変行伝導を伴った幅の広いQRS上室性頻拍と心室頻拍との鑑別はたいへん重要です．もちろん，両者を鑑別することは必ずしも簡単ではありませんが，一定の傾向があることも事実です．

まず，心電図記録の中で，捕捉収縮（capture beat）や融合収縮（fusion beat）を認める場合は心室頻拍と診断して間違いありません（図6-34）．捕捉収縮とは幅の広いQRS型頻拍中に正常QRSが出現する現象で，これは心室頻拍中に洞結節からの刺激がたまたま正常に心室に到達したことを反映するものです．また，融合収縮とは心房からの伝導と心室からの伝導が同時に心室を興奮させて，正常QRSと心室頻拍時のQRS波形が融合した中間的な波形を呈する現象です．いずれも上室頻拍ではありえない現象です．

その他にもいくつかの参考所見があるので，表6-4にまとめています．

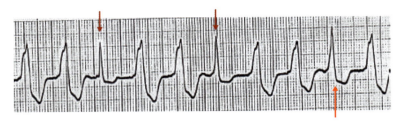

図6-34 捕捉収縮と融合収縮
心室頻拍の治療にプロカインアミドを用いた停止直前の心電図記録で，心拍数は減少しつつあるところです．↓のQRSはほぼ正常と考えられ，捕捉収縮と思われます．
ただし，右側の↓のQRSは左側の↓のQRSに比べると若干QRS幅が広いため，完全な捕捉収縮ではなく，融合収縮の可能性もあると思われます．
↑のQRSは他の幅の広いQRSに比べると幅が狭く，T波の陰性部分も浅いため，融合収縮と考えられます．

表6-4 幅の広いQRSを呈する頻拍の鑑別

心室頻拍が疑わしい心電図所見	上室頻拍の変行伝導が疑わしい心電図所見
・房室解離 ・捕捉収縮 ・非頻拍時のPVCと頻拍時のQRS波形が同じ ・非頻拍時と頻拍時の脚ブロックパタンが異なる ・左脚ブロック右軸偏位 ・右脚ブロックでV1が単相性（QS）または2相性（rS） ・著明な右軸偏位 ・胸部誘導にRS型のQRSを認めない	・非頻拍時の変行性の上室性期外収縮と頻拍時のQRS波形が同じ ・非頻拍時の脚ブロックパタンやデルタ波が頻拍時のそれと同じ ・左脚ブロックではV6が単相性R波 ・右脚ブロックでV1が3相性（rSR'）

2-5. 心室細動(ventricular fibrillation)

　心室細動は，心室の多くの起源からの無秩序な電気的興奮によって生じる最も危険な不整脈です．心室細動とよぶよりも VF または Vf(ventricular fibrillation)とよばれることが多いようです．心室から多数の異所性の電気刺激が発生するので，おのおのの興奮は心室の一部ずつを収縮させることしかできず，肉眼的には心臓はピクピクと細かく震えているか，まったく静止しているように見えるだけで，ポンプ機能を果たせません．心電図記録としては不規則な基線の揺れを認めるのみです(図6-35)．死期が近づくにつれて基線の振れ幅が小さくなり，やがて完全な心停止(asystole)に至ります．

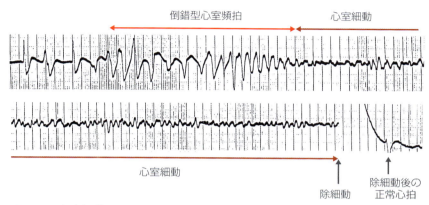

図 6-35　心室細動
　ジギタリス中毒の患者さんの心電図ですが，倒錯型心室頻拍の後に不規則な基線の揺れを認める心室細動に移行しています．電気的除細動の後，正常心拍を認めます．

3. 徐脈性不整脈(注目：章扉①)

　徐脈とは心拍数が 50 拍/分未満の状態をいいます．心拍数が単に 50 拍/分未満であることのすべてが病的意義をもつわけではありませんが，場合によっては突然死の原因にもなりかねない危険な不整脈も含まれます．

3-1. 洞機能不全症候群(SSS)

　洞機能の低下に関連した洞ブロックや洞停止などの徐脈性の異常調律を総じて洞機能不全症候群(sick sinus syndrome：SSS)とよぶことはすでに述べた通りです(図6-13)．洞結節の器質的疾患を起こしうる基礎疾患としては，心筋梗塞，リウマチ性心筋炎，心膜炎，心筋症，アミロイドーシス，ヘモクロマトーシスなど多くありますが，加齢に伴うものや原因不明のものも少なくありません．

　洞徐脈は，スポーツ心から甲状腺機能低下症，あるいは上記の病態で見られるものですが，運動負荷試験により心拍数の増加を認めれば，大きな問題はないと考えてよさそうです(図6-36)．

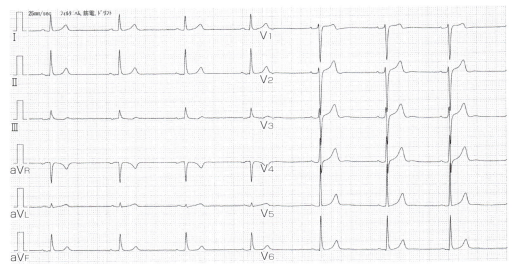

図 6-36　洞徐脈
　特に器質的心疾患を認めない 24 歳の女性の心電図で，心拍数は 43 拍/分の徐脈を呈しています．P 波にも特に問題なく洞性徐脈と診断し，スポーツ歴が長いことからスポーツ心と考えられました．

　洞（洞房）ブロックは洞結節からの刺激の休止後，次の P 波までの PP 間隔は基本調律の整数倍になっています（図 6-37）．一方，洞停止は洞結節からの刺激が一時的に行われなくなる状態で，PP 間隔は必ずしも基本調律の整数倍にはなりません（図 6-38）．

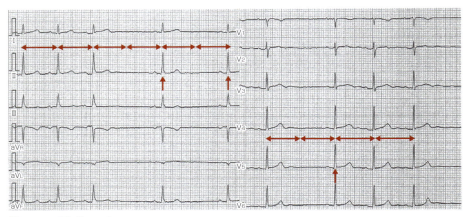

図 6-37　洞ブロック
　休止後の QRS 波は PP 間隔（PR 間隔が同じであれば，基本的には RR 間隔も同じ）の基本調律の整数倍になっています．

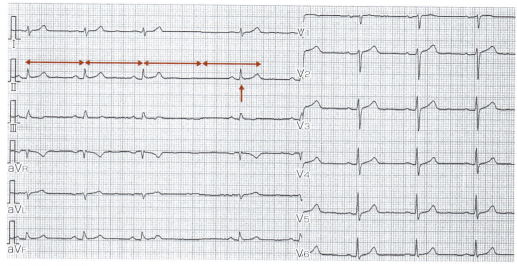

図 6-38 洞停止
休止後のQRS波はPP間隔(RR間隔)は基本調律の整数倍になっていません.

4. 変動する不整脈

4-1. 洞不整脈

洞結節からの電気刺激は規則正しく一定ですが,時に自律神経などの影響を受けて変動することがあります.特に若年者では呼吸による心拍の変動が顕著です.すなわち,吸気では胸腔内圧が陰圧になり,右房への静脈還流が増加することで迷走神経に抑制的に働きます.同時に,吸気によって肺胞表面の受容器が伸展され,これも迷走神経に抑制的に働きます.その結果,吸気では脈は速くなり,呼気では遅くなる傾向にあり,検脈時に脈不整と感じることがあります(図6-14).病的な意義はなく,呼吸によって心拍変動が誘発されるため,呼吸を止めれば規則正しい脈となるので,病的不整脈との鑑別が可能です.

4-2. 移動性ペースメーカ(wondering pacemaker)

移動性ペースメーカとは電気刺激の発生起源(ペースメーカ)が,洞結節から房室接合部へと心房内を徐々に移動する(wondering)状態です(決して,植え込まれた人工ペースメーカが勝手に移動している……わけではありません).P波は色々な形を取り,時に調律も不規則になります(図6-15).

4-3. 心房細動(atrial fibrillation)

心房細動とは,洞結節からの正常の心房の興奮が始まらず,心房内の多数の異所性起源からの電気刺激が発生するものです.心室細動のときにも,おのおのの興奮は心室の一部ずつを収縮させることしかできず,ポンプ機能を果たせないと述べましたが,心房細動も心房が不規則に細かく震えるだけで,心房の補助ポンプとしてのまとまった収縮や拡張がなくなります.その結果,心房から心室への拍出が少なくなり,心臓全体としてのポンプ効率が低下します.

心房内の異所性起源からの多数の刺激は1分間に300〜500回に及びます.P波は認められず,代わりに多数の心房内刺激を反映した不規則な細かい基線の揺れのようなf波が記録されます.また,不応期の関係からすべての刺激が房室結節以下に伝わるわけではなく,アットランダムに伝わるため不規則な間隔でQRS波形が出現します.いったん通過した刺激は房室結節からHis束以下の刺激伝導系を通るので,幅の狭いQRSが記録されます.したがって,心電図の特徴は,①不規則に変動する心拍,②幅の狭い正常パタンのQRS波,③P波を認めずf波が記録されることの3点です(図6-16).

また，心房細動の持続時間や洞調律への復帰が可能かどうかの観点から，①発作性：発症後7日以内に洞調律化，②持続性：発症後7日を超えて持続，③永続性：除細動不能，に分類する場合もあります．

4-4. 心房粗動（atrial flutter）

心房粗動の心電図も心房細動と同様にP波を認めません．代わりに基線が鋭いのこぎりの歯のよう（鋸歯状）な規則的に揺れが記録されます（図6-17）．この基線の揺れを心房細動のときのf波に対してF波とよびます．F波はⅡ，Ⅲ，aVF誘導でよく観察することができ，Ⅱ，Ⅲ，aVF誘導で陰性成分が主体の通常型（common type）と陽性成分が主体の稀有型（uncommon type）に分類されます．通常型では，電気的興奮が右心房自由壁を上から下へ，心房中隔を下から上へと旋回し，稀有型ではその逆になります．心房粗動時も心房細動時と同様に，通過した刺激は房室結節からHis束以下の刺激伝導系を通るため，幅の狭いQRSが記録されます．

F波の刺激頻度は1分間に300回前後ですが，これだけの頻度ですのでやはりすべての刺激が房室結節以下に伝わるわけではありません．心房粗動時の房室結節以下への伝導は，F波4に対して1や，F波2に対して1といったように偶数の割合で伝導されることが多いとされていますが，もちろん例外も多々あります．したがって，すべての刺激が4対1や，2対1で伝導されていれば，規則正しい心拍が記録されますが，伝導の割合が必ずしも一定ではないため，その場合には変動する調律として認識されます（図6-17）．

この章のまとめ

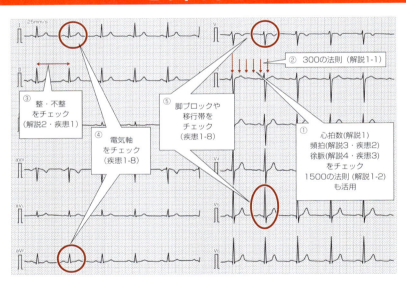

- 脈の整・不整や心拍数はどの誘導で見ても同じですが，後に不整脈を詳細に判読するためには，P波に注目したり，電気軸や脚ブロックの評価をする必要があるため，Ⅰ，aVF，V1，V5の4誘導は重要な誘導です．
- 心電図記録からおよその心拍数が一目でわかります．整脈では，記録紙にある5mm毎の太い縦に重なったR波と，その次のR波が重なった太い縦の線との関係から，300，150，100，75，60，50，45と数えていく方法が簡便です（300の法則）．
- 徐脈や不整脈の心拍数を計算する場合には，1500をRR間隔（mm）で除すること（1500の法則）や，記録紙のマークなどから6秒間を設定し，その中のQRS群の数を数えて10倍することで，

- 心拍数が求められます.
- 心拍数が 50 拍/分未満を徐脈,101 拍/分以上を頻拍とよびます.
- 不整脈の病態は大きく,①期外収縮,②頻脈,③徐脈,④変動に分類されます.
- 期外収縮とは,次に予期される心拍よりも早期に出現した収縮で,異所性刺激の発生源によって,上室期外収縮と心室期外収縮に分類されます.
- 洞結節が刺激を発生できない場合には,下位中枢から異所性刺激が発生することがあり,これを補充収縮とよびます.
- 一度興奮した心筋は,次の刺激に反応しない時期(不応期)があり,絶対不応期と相対不応期があります.異所性刺激と不応期のタイミングによって,休止期の有無,変行伝導を伴う上室期外収縮や非伝導性上室期外収縮を生じます.
- 期外収縮の連続する状態を連発とよび,正常調律に対して期外収縮が一定の割合で規則的に繰り返す場合を段脈といいます.
- 発作性上室頻拍の異所性刺激は房室結節から刺激伝道系を通って心室を興奮させるので,基本的には QRS 波形は正常で,生命予後も良好です.
- 上室頻拍の発症機序には,自動能の亢進と回帰(リエントリー)があります.
- 自動能性心房頻拍の特徴は warm up 現象です.リエントリーによる上室頻拍はその回帰の部位から,洞結節回帰,心房内回帰,房室結節回帰(AVNRT とよばれ最も高頻度),房室回帰性(AVRT)に分類されます.
- AVNRT と AVRT 以外では,P 波は QRS 波の前に認めます.
- 心室頻拍は QRS 波形が幅広の致死的不整脈で,①脚ブロックのパタン,②軸,③移行帯,を評価すると,心室頻拍の発生起源が推測可能です.
- 多形性心室頻拍の代表である倒錯型心室頻拍(torsades de pointes)は QT 延長と関係します.
- 致死的不整脈である心室頻拍症と変行伝導による QRS 幅の広い上室性頻拍症との鑑別が重要で,房室解離や融合収縮の有無,非頻拍時の期外収縮との比較,脚ブロックの有無や軸偏位などが参考になります.
- 心室細動では,心室の多くの異所性刺激による電気的興奮によって有効な心ポンプ機能を果たすことができず,不規則な基線の揺れが記録されます.
- 心室頻拍や心室細動には基礎となる,急性心筋梗塞,心筋症,心筋炎,電解質異常,薬物中毒,および QT 延長症候群,ブルガタ症候群などの病態に注意する必要があります.
- 徐脈を呈する病態には洞機能不全症候群と房室ブロックがあり,P 波と QRS が 1 対 1 に対応しているか否かが鑑別のポイントです.
- 洞機能不全症候群は,洞停止と洞ブロック,および徐脈頻脈症候群に大別されます.
- 不規則に変動する調律は大別すると,①洞不整脈,②移動性ペースメーカ,③心房細動,④心房粗動,に分類され,P 波の有無と形が鑑別のポイントです.
- 洞不整脈は主には洞調律が呼吸性に変動するもので,病的意義はほとんどありません.
- 移動性ペースメーカは歩調取りとなるペースメーカの位置が心房内で移動するもので,P 波はいろいろな形をとります.
- 心房細動は最も頻度が高く,不規則に変動する QRS 波と幅の狭い正常 QRS 波,および P 波に代わる f 波が特徴です.
- 心房粗動は,F 波が 4 対 1 や,2 対 1 といった一定の割合で伝導されるときには規則正しい心拍になりますが,伝導の割合が一定でないときには調律は変動します.

● 参考文献

1）市田　聡，代表．刺激伝導系．ハート先生の心電図教室 ONLINE．URL：http://www.cardiac.jp/view.php?target=conduction_system.xml
2）上嶋健治．異常調律（結滞を生じる不整脈）：心室性期外収縮．ビギナーのための心電図便利帳．大阪：最新医学社，2016：70．
3）日本人間ドック学会人間ドック画像検査判定ガイドライン作成委員会．心電図健診判定マニュアル．日本人間ドック学会ホームページ．URL：http://www.ningen-dock.jp/wp/wp-content/uploads/2013/09/d4bb55fcf01494e251d315b76738ab40.pdf
4）市田　聡，代表．アーチファクト．ハート先生の心電図教室 ONLINE．URL：http://www.cardiac.jp/view.php?lang=ja&target=artifact.xml

> **COLUMN-7** 犬と散歩する人はこのうえなく幸福です 7
>
> 　愛犬との散歩は，もっぱら近くの川原から神社へというコースが多く，神社ではいくつかのお社でお参りすることを日課としています．お参りの間は，愛犬にはオスワリで待たせていることが多いのですが，そのお参り風景を眺めていかれる人もおられ，「いい風景を見せてもらいました」と言われたこともあります（写真2）．
>
> 　13年間飼っておられた柴犬を先般病気で亡くされたNさんは，散歩中の七五三太に出会うと身体中を撫ぜ回して喜んでくださり，七五三太も満更ではありません（ちなみに飼い主が身体を撫ぜるとたいへん嫌がります）．「いつもありがとうございます」とおっしゃってくださいます．
>
>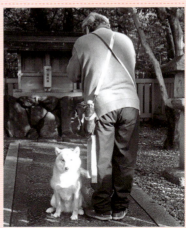
>
> 写真2
>
> このように，愛犬との散歩が，どなたかの心を平穏にするものであれば，それは当方にとっても大きな喜びになります．
>
> 　京都の人は「イケズ」とよく言われますが，けっしてそんなことはありません．散歩中にゲリラ豪雨に見舞われて雨宿りをしているときに，「いらない傘だから使ってください」と，傘をいただいたことが2度もあります．
>
> 　ただ，2度とも「あなたのためじゃありませんよ．ワンちゃんの傘ですからね」と言われております．
>
> 　　　　この傘は　犬のためだと　念押され

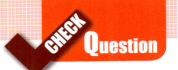

Q 6-1

心電図の心拍数を答えてください．

Q 6-2

心電図の心拍数を答えるとともに，不整脈の診断をしてください．

Q 6-3

心電図診断をしてください．

問題心電図

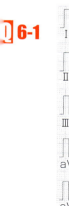
6-1
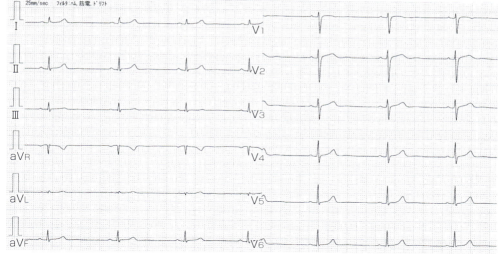

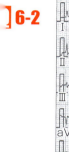
6-2
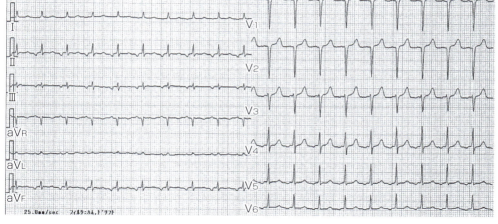

6-3
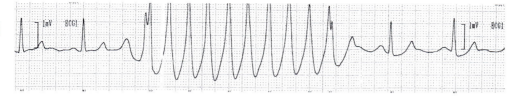

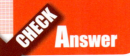

A 6-1　40拍/分前後

　300の法則を用いると40拍/分前後(43拍/分)であることはわかりますが，いささか手間暇がかかります．1500の法則を使って1500÷35≒43と求めるほうが簡単かもしれません．

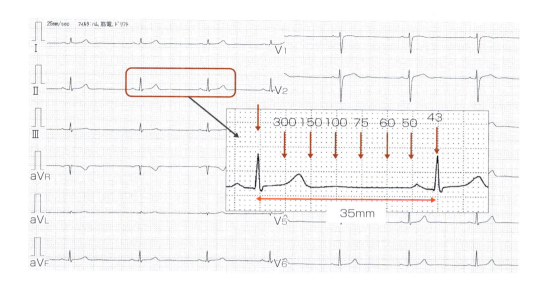

COLUMN-8 犬と散歩する人はこのうえなく幸福です8

　犬は人の手による最も古い家畜で，約1万年以上前の人の住居跡から犬の骨が見つかったり，犬が人間と共に墓に埋葬されているのが見つかっていると聞いたことがあります．そもそも，人と狼とは集団的な社会生活を営み，狩猟をするという行動様式が類似しており，狩猟のパートナーとして他の家畜にはない地位を獲得したものと思われます．日本史的には，徳川綱吉はもとより，聖徳太子や藤原道長などの歴史上の人物にも犬好きとして知られる人物が数多く存在します．聖徳太子の愛犬の雪丸は，人の言葉を話してお経も唱えたとか，雪丸が元旦に啼くとその年は豊作になった，といった伝説まで残されおり，さすがに聖徳太子のペットというべきでしょうか．奈良の王寺町には雪丸のお墓があるそうです．

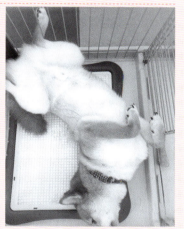

写真3

　七五三太のように，狩りに行くわけでもなく，番犬としても役に立たず（啼くことはあっても，吠えることはまずありません），お経も唱えず，予言もしない愛玩的なペットとして飼われるようになった犬こそ，現代では主流でしょう．日常生活の役には立たないものの，居てくれるだけで潤いになるのです．野生の狼ならけっしてお腹を見せて眠ることはない「ヘソ天」といわれる状態を，リラックスの極みとして見せてくれるそのさまだけでも十分な癒しと感じています（写真3）．

167

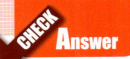

A 6-2　114 拍/分の頻脈．上室頻拍

　心拍数が114拍/分の頻脈です．Ⅱ，Ⅲ，aVFで陰転しているP波がQRSより前に先行しており，洞由来とは考えにくいことと，QRS幅が狭いことから，上室頻拍と診断できます．このPの極性から考えると，心房の下部からの由来が考えられるので，冠静脈入口部辺りが起源の心房頻拍を第一に疑いますが，AVNRTの稀有型という可能性も否定はできないと考えられます．

解答心電図

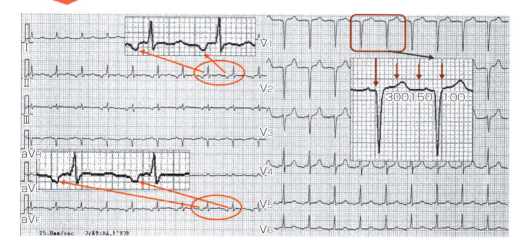

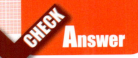

A 6-3　体動によるアーチファクト

　幅の広い QRS の頻拍で，心室頻拍を疑います．ただ，注意しなければならないのは，この記録がモニタによる 1 チャンネルのみの記録であるということです．

　参考図は歯磨き VT として有名なアーチファクトです．本設問の心電図は暑い日に患者さんが団扇でバタバタと仰いでいた状況で発生したアーチファクトです（団扇 VT とでもいうべきでしょうか）．電極が利き腕側の肩や上腕についている場合には，その動きによってアーチファクトが発生しやすくなります．このような場合には，電極を肩や上腕の電極を胸骨（胸骨角付近）に移すことで，アーチファクトの発生を抑えることが可能です．この程度の電極の位置の変化では，心電図波形に大きな変化は生じませんので，アーチファクトが多い場合には試してみてください．

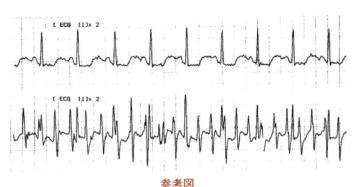

参考図
（文献 4）より改変引用）

解答心電図

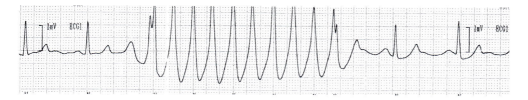

巻末資料　心電図の判読と重症度判定

（本付録は，日本人間ドック学会人間ドック画像検査判定ガイドライン作成委員会．心電図健診判定マニュアル．2014．日本人間ドック学会ホームページ．URL：https://www.ningen-dock.jp/wp/wp-content/uploads/2013/09/d4bb55fcf01494e251d315b76738ab40.pdf を元に作成した）

　心電図を判読してその所見を見落とさないことは，極めて重要な作業です．次に重要なことは，得られた心電図所見にいかほどの病的意義があるかを評価することです．その所見が，正常を少し逸脱した程度の所見で経過観察することで問題ないものなのか，ただちに治療を要する所見なのかの鑑識眼が必要です．

　この判断は必ずしも機械的になされるものではありません．しかし，一定の基準のあることも事実です．この評価には，本文でも何度か取り上げた2014年版の日本人間ドック学会の「心電図健診判定マニュアル」が参考になります．このマニュアルでは，簡単な心電図記録の至適条件から，記録様式の記載の後に，判定区分について記述されています．判定区分は，A：異常なし，B：軽度異常あるも日常生活に支障なし，C：異常があり再検査，または経過観察を要する，D1：要治療，D2：要精密検査，と，やや例外的なE：治療中に区分されています．

　もちろん，心電図判定に際しては同一所見であっても年齢，性別，自覚症状，基礎疾患によりその判定は異なります．特に，不整脈やST-T異常については，自覚症状の有無が大きな付加情報になります．したがって，マニュアルには実際の診察や血液検査などの心電図以外の検査所見や過去の所見との比較，あるいは精査歴などを考慮して，判定区分を調整する作業が必要になることも付記されています．また，マニュアルには当該心電図所見に相当するミネソタコード分類も付記されています．ぜひ参考になさってください．

1. 判定区分

判定区分

判定区分	
A	異常なし
B	軽度異常あるも日常生活に支障なし
C	異常があり再検査，または経過観察を要する
D1	要治療
D2	要精密検査
E	治療中

2. 所見と判定区分

正常

心電図所見	判定区分	ミネソタコード
正常	A	1-0

Q, QS 波

心電図所見	判定区分	ミネソタコード
境界域 Q 波	C	1-2-1〜5, 7
Ⅲ，aV$_F$ の Q 波*	C	1-2-6, 1-3-4
R 波増高不良	D2	1-2-8
異常 Q 波	D2	1-1

*：QRS 幅の狭いⅢ，aV$_F$ のみの Q 波は D2 ではなく，C とする.

QRS 軸偏位

心電図所見	判定区分	ミネソタコード
軽度な右軸偏位（90°〜119°）	B	2-3
右軸偏位（120°〜−150°）	B	2-2
左軸偏位（−30°〜−90°）	B	2-1
極端な軸偏位（−91°〜−149°）	B	2-4
不定軸	B	2-5

軸の正常値は文献により多少異なるが，−29°〜0°は肥満，高齢者で多く認められるため，正常値を−29°〜+89°とした.

高い R 波[*1]

心電図所見	判定区分	ミネソタコード
左室高電位[*2]	C/D2	3-1, 3-3
右室高電位[*3]	C	3-2
両室高電位[*4]	D2	3-4

*1：安静時心電図所見のみで肥大を診断することは困難であるため，心電図所見には高電位の語句を用いた.
*2：V$_5$ or V$_6$ の R>2.6mV もしくは SV$_1$+RV$_5$(V$_6$)>3.5 mV を左室高電位とし，ST-T 変化，T 波の異常を伴う場合は D2 と判定する.
*3：右室高電位は RV$_1$≧0.5 mV かつ R/S>1 とし，自動診断における右室肥大は右室高電位に準じる.
*4：両室高電位は左室高電位と右室高電位の基準をともに満たす場合であり，自動診断における両室肥大は両室高電位に準じる.

ST 接合部と ST 下降

心電図所見	判定区分	ミネソタコード
軽度 ST-T 低下の疑い(上行傾斜型・U 字型)	C	4-4
軽度 ST-T 低下(水平型・下降傾斜型)	D2	4-2
軽度 ST-T 低下の疑い(下降傾斜型)	D2	4-3
ST-T 低下(水平型・下降傾斜型)	D2	4-1

ST 上昇

心電図所見	判定区分	ミネソタコード
ブルガダ型 ST 上昇(coved 型)	D2	9-2-3, 9-2-4
ブルガダ型 ST 上昇(saddle back 型)[*1]	D2	
早期再分極[*2]	C	9-2-1
ST 上昇	C	

[*1]: saddle back 型 ST 上昇例は coved 型 ST 上昇例に比べ不整脈事故発生率は低いが、心室細動が発生することが報告されており、ST 上昇波形のみでは層別化は困難である. ①V1〜V3 誘導で一肋間上の心電図を追加測定する, ②症状, 家族歴がある場合は精査をする, などの対処が必要である.

[*2]: 早期再分極は QRS 波と ST 接合部である J 点が基線に戻らずに持ち上がる波形を示し, 健常者の約 1〜5%, 特に若い男性に比較的多く認められる.

T 波

心電図所見	判定区分	ミネソタコード
R/10>陽性 T>R/20	B	5-5
R/20>陽性 T	B	5-4
陰性 T 波<0.1 mV, 二相性, 平低 T	C	5-3
0.5 mV>陰性 T 波≧0.1 mV	C	5-2
陰性 T 波≧0.5 mV*	D2	5-1

*: 誘導によっては正常の場合もある.

房室伝導障害

心電図所見	判定区分	ミネソタコード
PQ 短縮	C	6-5
Ⅰ度房室ブロック[*1]　PQ≧0.22 秒	C	
Ⅱ度房室ブロック(Wenckebach)[*2]	C/D2	6-2-3
Ⅱ度房室ブロック(Mobitz)	D2	6-2-1
Ⅱ度房室ブロック(2:1)	D2	6-2-2
完全房室ブロック	D1	6-1
WPW 症候群[*3]	C/D2	6-4
間欠性房室変行伝導	B	6-6
人工ペースメーカ調律	E	6-8

[*1]: PQ(PR)間隔は 0.20 秒以上が異常値であるが, 自動解析判定では 0.22 秒以上を PQ(PR)延長, 0.25 秒以上でⅠ度房室ブロックと判定される.「日循協心電図コード 2005(1982 年版ミネソタコード準拠)」の基準を参考に, PQ(PR)間隔≧0.22 秒を異常とした. Ⅰ度房室ブロックは原則 C であるが, 極端な PQ(PR)延長を認め, 症状がある場合は精査が必要である.

[*2]: Wenckebach 型Ⅱ度房室ブロックは高度の房室ブロックへ移行する頻度は低いが, 症状を伴うものは精査が必要である.

[*3]: 頻拍発作・失神などの症状を伴う場合, 頻拍発作はないが, 発作により多くの人命に関わる可能性がある職業に従事している場合は精査が必要である.

心室伝導障害

心電図所見	判定区分	ミネソタコード
RSR'パターン	B	7-5
不完全右脚ブロック	B	7-3
間欠性完全右脚ブロック	C	7-2-2
完全右脚ブロック	C	7-2-1
不完全左脚ブロック	B	7-6
左脚前枝ブロック	C	7-7
左脚後枝ブロック	C	
間欠性完全左脚ブロック	D2	7-1-2
完全左脚ブロック	D2	7-1-1
心室内ブロック	D2	7-4
完全右脚ブロック＋左脚前枝ブロック	D2	7-8
完全右脚ブロック＋左脚後枝ブロック	D2	

不整脈

心電図所見		判定区分	ミネソタコード
洞性不整脈		B	8-9-2
洞頻脈[*1]	心拍数 101〜	D2	8-7
心拍過多[*1]	心拍数 86〜100	C	
洞徐脈[*1]	心拍数 45〜49	A	8-8
	心拍数 40〜44	C	
	心拍数 〜39	D2	
上室期外収縮・心室期外収縮		B	8-9-1
上室期外収縮（頻発） 記録の10％以上[*2]		C	8-1-1
持続性上室調律，冠状静脈洞調律		C	8-4-1，8-9-4
多形性・連発性上室期外収縮		D2	
上室頻拍		D1	8-4-2
心房細動		D2	8-3-1
心房粗動		D1	8-3-2
心室期外収縮（頻発） 記録の10％以上[*2]		C	8-1-2
多源性心室期外収縮		D2	
心室細動・頻拍		D1	8-2-1，8-2-3
房室解離		D2	8-6
洞房ブロック・洞停止・洞不全症候群		D2	8-5
確定できない不整脈		C/D2	8-9-9

＊1：心拍数に関しては50〜100拍/分が心電図では正常であるが，判定区分（2012年4月1日改定）の心拍数（仰臥位）に準じて区分した．心拍数86〜100拍/分は不整脈ではないが，疫学的に注意すべき心拍数とし，心拍過多とした．

＊2：頻度の判定のため，長い記録をとる必要がある．

その他

心電図所見		判定区分	ミネソタコード
低電位差		B	9-1
右胸心		B	9-7
右房性 P 波		B	9-3-1
左房性 P 波		B	9-3-2
高い T 波		B	9-5
陰性 U 波		D2	9-6
QT 間隔延長[*1]	QTc 450 ms 以上 481 ms 未満	C	9-9
	QTc 481 ms 以上	D2	
QT 間隔短縮[*2]	QTc 350 ms 未満	C	

*1：QT 間隔の補正は，一般的には Bazett の補正（$QT/RR^{0.5}$）を用いる．しかし Bazett の補正は頻脈，徐脈の影響を受けるため，Friderricia の補正（$QT/RR^{0.33}$）のほうが脈拍数の影響を受けにくい．QTc 間隔の基準値は先天性 QT 延長症候群の臨床診断基準と CTCAE Version 4.0 で Grade 2 となる数値から決定した．

*2：QT 短縮の基準値は Gollob らの診断基準において，家族歴，自覚症状などに問題がなければ心事故リスクが low に分類されている QTc 350 msec 未満とした．

索引

欧文

coved 型　80
James 束　45
J 波　101, 111
Kent 束　45, 57, 151
LGL 症候群　45, 61
Macruz index　43
Mahaim 線維　45
Mobitz I 型　53
Mobitz II 型　54
Morris index　43
NGB 分類　50
P terminal force　43
PQ 間隔　41
QT 延長　114, 153
QT 間隔　102
QT 短縮　116
Rubenstein の分類　139
R 波の増高不良　24, 29
saddle-back 型　80
ST 上昇　101, 103
ST 低下　100, 103, 104
T 波　102
U 波　102
Wenkebach 型　53
WPW 症候群　45, 57

和文

あ

アンダーセンシング　52
移行帯　21, 24, 28
異常 Q 波　74, 83
異所性上室調律　49
1 度房室ブロック　41, 45, 53
移動性ペースメーカ　140, 159
イプシロン波　8, 154
陰性 T 波　113
陰性 U 波　117
右脚ブロック　75, 78
右胸心　46
右軸偏位　26
右室肥大　76, 82
右房拡大　42, 47
オーバーセンシング　52

か

回帰　147
下壁梗塞　85, 107, 109
紙送り速度　8
冠静脈洞調律　49
冠性 T 波　103
間入性期外収縮　136
冠攣縮性狭心症　106
期外収縮　131, 132, 136
脚ブロック　74
狭心症　104
鏡像現象　86, 110
巨大陰性 T 波　114
高位側壁梗塞　109
高カリウム血症　112
較正　6
交代性脚ブロック　82
広範前壁梗塞　108
後壁梗塞　85

さ

催不整脈性右室心筋症　154
左脚後枝ブロック　78
左脚前枝ブロック　22, 78
左脚ブロック　76, 81
左軸偏位　25
左室肥大　77, 82, 105
左房拡大　43, 48
3 束ブロック　79
3 度(完全)房室ブロック　41, 55
300 の法則　133
ジギタリス　106
自動能性上室頻拍　147
上室期外収縮　143
上室頻拍　138, 147
徐脈性不整脈　133, 157
徐脈頻脈症候群　139
心筋炎　111
心筋梗塞　75, 83, 106
心室期外収縮　145
心室期外収縮の起源　145
心室細動　157
心室頻拍　139
心拍過多　133
心拍数　131
心拍数依存性脚ブロック　82
心肥大　74
心房拡大　42
心房期外収縮　142
心房細動　141, 159
心房粗動　141, 160
ストレインパタン　103, 105
スラー状 J 波　102
正弦(サイン)波　112

絶対性不整脈　141
絶対不応期　136
1500 の法則　135
センシング不全　52
前壁梗塞　84, 107
早期再分極　101, 111
双極誘導　3
増高単極肢誘導　3
相対不応期　136
側壁梗塞　84, 108

た

代償性期外収縮　136
多源性上室期外収縮　143
多源性心室期外収縮　132
単極誘導　3, 4
単形性心室頻拍　152
段脈　137
中隔梗塞　84
低カリウム血症　114, 116
低カルシウム血症　115, 116
低マグネシウム血症　114
デルタ波　57
電気軸　20, 22
電極の付け間違え　23
テント状 T 波　112
洞(洞房)ブロック　139
洞機能不全症候群　139, 157
倒錯型心室頻拍　114, 153
洞徐脈　139, 158
洞性不整脈　140
洞停止　139, 159
洞頻脈　138, 146
洞不整脈　159
洞ブロック　158
特発性心室頻拍　153
時計軸回転　21, 28
トルサード・ド・ポアンツ　114

な

2 束ブロック　78
2 度房室ブロック　41, 53
ノッチ状 J 波　102

は

肺血栓塞栓症　87
幅の広い QRS 型頻拍　156
反時計軸回転　21, 28
ヒス束　131
非伝導性上室期外収縮　144
頻脈性心室固有調律　155
頻脈性不整脈　133, 146
副収縮　146
不整脈　130, 131

ブルガダ症候群　80
プルキンエ線維　131
ペーシング不全　51
ペースメーカ心電図　50
ベラパミル感受性心室頻拍　153
変行伝導を伴う上室期外収縮　144
変動する調律　140
変動する不整脈　133
房室回帰性頻拍　60, 151

房室解離　56
房室結節回帰性頻拍　148
房室結節期外収縮　142
房室接合部調律　49
補正 QT 間隔　115, 116
捕捉収縮　156

ま

無痛性心筋虚血　104

や

融合収縮　156
陽性 U 波　117

ら

リエントリー　147
リエントリー（回帰）による上室頻拍　147
連発　137

● 著者

上嶋 健治 （うえしま けんじ）

略歴

昭和55年	和歌山県立医科大学 卒業
昭和59年	和歌山県立医科大学 大学院博士課程 内科学（循環器）修了
	国立循環器病センター 心臓内科 レジデント・医師
平成元年	和歌山県立医科大学 内科学（循環器学講座） 助手
	（平成2～3年 米国 ロングビーチ退役軍人病院 循環器研究室 留学）
平成5年	岩手医科大学 内科学第二講座 講師
平成9年	岩手医科大学 内科学第二講座・循環器医療センター 助教授
平成18年	京都大学大学院医学研究科 EBM研究センター 准教授
平成22年	京都大学大学院医学研究科 EBM研究センター 教授
平成25年	京都大学医学部附属病院 臨床研究総合センター EBM推進部 教授
平成30年	京都大学医学部附属病院 相談支援センター センター長
	現在に至る

学会活動

日本循環器病予防学会 常任理事（第33回日本心臓財団予防賞 受賞）
　　第53回日本循環器病予防学会学術集会 会長
日本心臓リハビリテーション学会（平成18年度第3回木村登賞 受賞）
　　第20回日本心臓リハビリテーション学会学術集会 会長
日本マグネシウム学会
　　第34回日本マグネシウム学会学術集会 会長
日本臨床運動療法学会
　　第28回日本臨床運動療法学会学術集会 会長
日本臨床研究・生物統計研究会
　　第32回日本臨床研究・生物統計研究会年次総会 会長
日本循環器学会
　　「心血管疾患におけるリハビリテーションに関するガイドライン」作成委員
　　「冠動脈病変の非侵襲的診断法に関するガイドライン」作成委員
　　「慢性冠動脈疾患診断ガイドライン（改訂版）」作成委員　など多数
日本集中治療医学会
　　「CCU設置のための指針」策定委員　など多数

日本臨床生理学会 評議員　　　　　　　日本心臓核医学会 教育研修委員
日本心不全学会　評議員　　　　　　　日本医療安全学会 代議員
日本アプライド・セラピューティクス（実践薬物治療）学会 評議員

日本内科学会 認定医　　　　　　　　日本循環器学会 専門医
日本腎臓学会 指導医　　　　　　　　日本老年医学会 指導医
日本医師会 産業医　　　　　　　　　日本体育協会 公認スポーツドクター
日本心臓リハビリテーション学会 認定指導士

主な活動分野

EBM研究：循環器疾患・腎臓疾患・生活習慣病領域の臨床研究とその普及
循環器研究：運動心臓病学・循環器病予防医学

URL　http://www.kokuseido.co.jp

書籍のご案内

● 本書『学習編』の姉妹書『問題編』も大好評発売中 ●

ついつい手に取ってしまう小型本！
基本から応用まで、著者の視点が目に見える！！

移動中や就寝前の'スキ間'時間に！

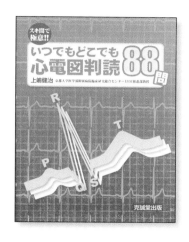

スキ間で極意!!
いつでもどこでも 心電図判読 88 問

著／上嶋健治

2017 年 3 月 10 日　発行

ISBN978-4-7719-0475-0
B6 変型判　300 頁　定価（本体 3,700 円＋税）

気軽な医学書です！

　読者には、
（1）手軽に持ち運んで頂きたい
（2）繰り返して目を通して頂きたい
（3）心電図波形のパタン認識だけで解答に到達するのではなく、判読の過程を大切にして頂きたい
（4）循環器専門医の判読技術（極意）を体感して頂きたい
（『序文に変えて』より抜粋）

113-0033　東京都文京区本郷 3-23-5　克誠堂出版　Tel. 03-3811-0995　Fax. 03-3813-1866

スキ間で極意・学習編!!
心電図プロの見方が面白いほど見える本 ＜検印省略＞

2019 年 4 月 1 日　第 1 版第 1 刷発行

定価（本体 5,600 円＋税）

　　　　　　　　　著　者　上　嶋　健　治
　　　　　　　　　発行者　今　井　　　良
　　　　　　　　　発行所　克誠堂出版株式会社
　　　　　　　　　〒 113-0033　東京都文京区本郷 3-23-5-202
　　　　　　　　　電話（03）3811-0995　振替 00180-0-196804
　　　　　　　　　URL　http://www.kokuseido.co.jp

ISBN 978-4-7719-0514-6 C3047　￥5600E　　　印刷　三報社印刷株式会社
Printed in Japan ⓒKenji Ueshima, 2019

- 本書の複製権・翻訳権・上映権・譲渡権・公衆送信権（送信可能化権を含む）は克誠堂出版株式会社が保有します。
- 本書を無断で複製する行為（複写，スキャン，デジタルデータ化など）は，「私的使用のための複製」など著作権法上の限られた例外を除き禁じられています。大学，病院，診療所，企業などにおいて，業務上使用する目的（診療，研究活動を含む）で上記の行為を行うことは，その使用範囲が内部的であっても，私的使用には該当せず，違法です。また私的使用に該当する場合であっても，代行業者等の第三者に依頼して上記の行為を行うことは違法となります。
- [JCOPY]＜出版者著作権管理機構　委託出版物＞
  本書の無断複写は著作権法上での例外を除き禁じられています。複写される場合は，そのつど事前に出版者著作権管理機構（電話 03-5244-5088, Fax 03-5244-5089, e-mail：info@jcopy.or.jp）の許諾を得てください。